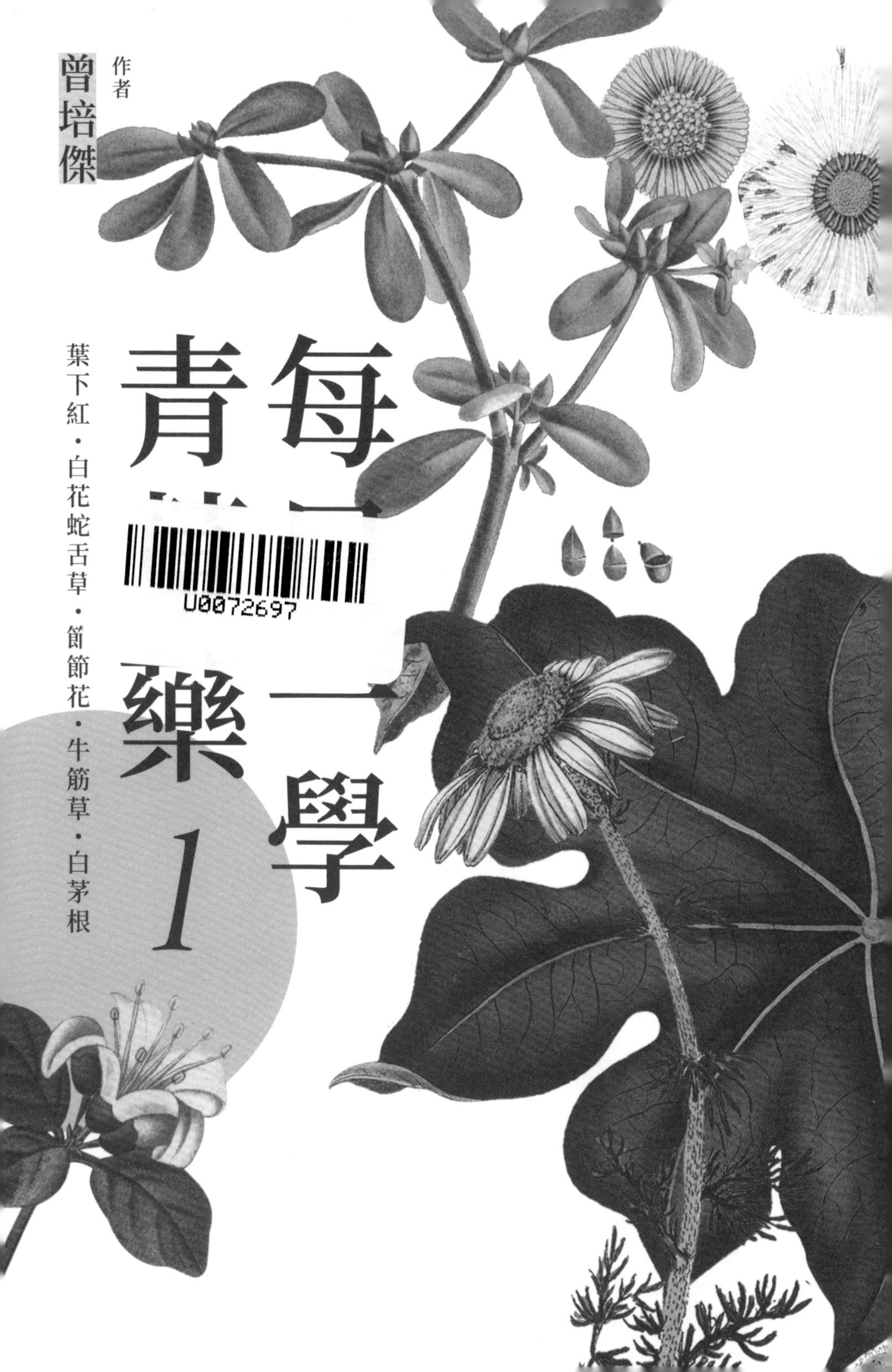

每日一學 青草藥 1

作者 曾培傑

葉下紅・白花蛇舌草・笛節花・牛筋草・白茅根

內容提要

小草藥，大用處。中草藥是中醫藥文化的重要組成部分，是大自然賦予我們的寶貴財富。從古至今，人們一直都能充分利用自然界的各種草木、花果治療疾病。本書根據曾培傑老師在民間開設的「每日一學．草藥」欄目整理而成，採用講故事的形式，講述了各種草藥對不同疾病、不同證型的治療效果，展示了諸多常用的草藥驗方、茶療方、食療方。書中故事輕鬆有趣，情節引人入勝，語言通俗易懂，摒棄了以往中醫著作的種種文辭奧古、佶屈聱牙，輕鬆達到傳播與教授中醫文化及草藥知識的目的。

書中還特別設有「草藥小補帖」，詳細介紹草藥的性味功用，以便讀者更加深入地了解草藥。相較於傳統中醫教材，本書的適讀性更優，適合廣大中醫藥愛好者閱讀參考，中醫藥院校學生亦可通過本書的內容加深對理論學習的理解和掌握。

緣起

無界限學校，天地大講堂。

在今年暑期山林班結束後，我們便在早晨六點鐘開始「每日一學．草藥」這個欄目。

大家圍坐在湖心亭公園的中心。湖光、山色、清風、朝陽、鳥叫、蟲鳴……

我們講學的地方，以天為廬，以地為席，以山川萬物為依靠。

看著這剛剛修建好的湖心亭公園，這是和學生老師們用近半個月的時間建成的。

依稀記得大家跳進河裡撈石頭，砌石鋪路，壘石為臺，立石為碑，孩子們或爬到樹上玩耍，或賣力幹活，或圍著篝火發呆，或高聲歌唱，或受傷出血後冷靜地敷草止血……

看著孩子們對草藥世界的好奇，以及現學現用。墨旱蓮搗爛可止血，薄荷葉外擦可止癢，車前草煮水可治尿赤痛，葫蘆茶含在嘴以解渴……

他們看到什麼植物，都會問，這是什麼藥？

眼見青皆是藥，這大自然的草藥寶庫，我們豈可入寶山而無所得。因此，草藥是普及中醫的一個關鍵的環節。

我們在力求把每一味藥講精、講透的同時，也盡量講得通俗易懂，讓大家都能聽懂、識得、會用。在日常生活中，遇到一些小病小痛，便能信手拈來，到田邊屋角轉一下，便把疾病輕鬆化解了。

而這便是中醫生命力的真正所在，簡、驗、便、廉，就地取材，甚至不花分文毫釐。中醫的根在民間，在廣袤的山川間。

而當廣普大眾都能夠輕鬆應付一些普通疾病的時候，中醫文化的根就真正扎牢了。將來，中醫文化一定會綻放出屬於它最璀璨的光彩！

點一盞明燈，燃希望之火，照亮黑暗的每一個角落，遠離迷惘，解開疑惑，海天任遨遊……

曾經有人說過，給我一個支點，我能撬動地球。

我們也曾經說過，給我們一枝筆，我們能撬動整個世界。

有時候一個小小的善念，卻能溫暖大大的人世間。

願是人生的發動機，是照亮黑暗的那盞明燈。

我們普及草藥的願景是什麼？是要在世界每一個角落都能看到中醫藥發光發亮！

中醫藥文化普及最快的，就是草醫文化、草藥文化。

路邊一把草拔出來就能將病治好，這種是普及效率最快的，也是老百姓都願意爭相傳唱的。

蘋果公司的創始人賈伯斯有一個願望，就是建立雲端教育，使人們能夠共享知識，無國界、無民族、無膚色，把所有大學校園的牆都推倒，讓人人都可以接受最高端前沿的教育。

中醫也一樣，我們會突破國界、民族、膚色的障壁，通過中醫人的努力，建立雲端共享，把中醫藥文化普照到每一個國家，每一個角落。

願更多的人踏上這艘中醫普及的「大船」，讓更多的人能共享中醫的偉大智慧！

目錄

第1日

葉下紅（一點紅）

7月28日　晴　湖心亭公園

這棵草藥名為葉下紅，也稱一點紅。一點紅這味藥，可以治從頭到腳的炎熱。它有三大功用，第一是清熱解毒，第二是利水消腫，第三是涼血消炎。

外傷

手被鐮刀之類的割傷，用止血貼會導致傷口發炎，但用葉下紅這味草藥外敷，絕對不會使傷口發炎。將葉下紅搗爛，敷在傷口上，再用白茅根纏緊，當下就不會痛了，隨後炎火一退，傷口就容易癒合了。

這味藥，民間的傷科醫生用得很多。胸部受了撞擊，或者腹部被棍棒擊打，總覺得隱痛。用葉下紅搗爛加酒燉服，酒乃周身上下藥引子，加強它活血的力量。這個湯方是民間的傷科醫生告訴我的，普通的跌打損傷、瘀腫都可以用它。

目赤腫痛

眼底角膜周圍出血、紅熱，直接用新鮮的葉下紅，煮水加紅糖，一般吃一、二次就好。因為它具有清肝火的功效，加桑葉更管用。

扁桃體腫大

上次在山裡遇到一個扁桃體腫大的患者，給他開了新鮮的葉下紅、白花蛇舌草各500克，煎湯服一次就好了。加點蜂蜜煮，吃起來口感好又潤腸通便，腸火下則炎火消。

咯血

一個老阿婆晨起會咳，咳痰裡帶血絲，怎麼辨呢？她脈象偏大，診斷為肺熱咳嗽，就用這個一點紅和墨旱蓮各一把，煮水喝了，第二天咳痰就沒有血絲了。

流鼻血

常見的流鼻血，都是血熱上犯，當然不排除有血虛或氣虛不能固攝的可能。初發的流鼻血，大都屬於實證，用一點紅和白茅根各一把，或兩者單用都有效，加起來效果更好，吃下去鼻血就會收住。如果偶爾流鼻血，或者月經期流鼻血，用這個方法都有效，而且這兩味藥都可以當菜吃。如果是幾個月反覆的流鼻血，要加歸脾丸。

乳癰

民間經常碰到一些乳癰、乳脹疼痛的，乳房局部紅腫起包的患者，用外敷藥效果好。搗爛葉下紅，加酒燉，敷在患處就能消腫。葉下紅又被稱為「癰腫消」。

炎症

對於局部的炎症，葉下紅都管用，如果身體虛的話要加黃芪。對於胃炎、胃熱、胃痛的患者，葉下紅加蒲公英煮水喝，胃痛就會減輕。

對於腎炎、尿道炎、膀胱炎，只要記得一個指標，這是小便黃赤疼痛，就用葉下紅，單味藥也管用，配合珍珠草或者車前草，尿道痛就好了。前段日子有一個老農，暑熱的時候去幹活，出了很多汗，尿液黃赤，排尿時澀痛。我四下一望，有車前草和葉下紅，拔了給他，一塊熬了喝了就好了。

來例假的時候，如果是血熱就可以吃，血寒不可以吃，血寒又有點炎症，那就要加點紅糖或者生薑。

草藥小補帖

一點紅，又名葉下紅、紅背草、癰腫消。味微苦，性涼，清熱解毒，涼血消炎，利尿逐水，活血消腫，用於咽喉痛、口腔破潰、風熱咳嗽、泄瀉、痢疾、小便淋痛、乳癰、癤腫瘡瘍。

《嶺南採藥錄》：「治腸痔瀉血，利小兒積蟲，治五疳、開胃進食，解魚毒。」

《福建民間草藥》：「活血消腫，利尿逐水。」

《陸川本草》：「涼血消炎。治傷口感染紅腫。」

《南寧市藥物志》：「止痛，消惡毒大瘡、眼結膜炎。」

《生草藥手冊》：「治乳瘡、痢疾。」

(1) 治赤白痢證及遠年便血：一點紅和豬精肉煎湯服之。

(2) 治水腫：鮮一點紅全草、燈芯草各100克。水煎，飯前服，每日二次。

(3) 治婦人乳癰初起：鮮一點紅莖葉一握。加紅糖共搗爛，加熱敷貼。

(4) 治無名腫毒，對口瘡：鮮一點紅葉一握。加紅糖搗爛敷貼，每日換二次。

(5) 治喉蛾：鮮一點紅150克。水煎，頻頻含咽。

(6)治小兒疳積：一點紅根15克。蒸豬瘦肉吃。

(7)治跌打腫痛：一點紅400克、土牛膝200克。共搗爛，敷患處。

第2日

白花蛇舌草

7月29日　晴　湖心亭公園

有一味藥，開白色的花，葉片像蛇吐的信子一樣，因此名為白花蛇舌草。

它分為大號和小號兩種體型，小號的效果是大號的兩倍。小號的氣味更芳香，從土裡拔出來的根是芳香的，芳香帶補。因此，這是少有帶補性的清熱解毒藥，有甘甜味，甘甜補益，入脾，能夠生肌。

骨蒸潮熱

有一位患者長期熬夜，臉上掉肉，晚上「燒骨頭」，什麼叫「燒骨頭」？我們當地叫骨蒸潮熱，就是說骨頭裡面會發熱。我叫他用白花蛇舌草，一次用半斤，吃了以後「燒骨頭」的現象就沒了，臉上的肉也慢慢長回去了。

我就體會到《草藥歌訣》上面講，甘溫能夠益氣生肌肉，像黃芪、黨參、甘草。看到肌肉已經掉下去了，就用黃芪、黨參、甘草，如果又有裡熱，就要用白花蛇舌草。把中氣培補起來，把熱氣清出去。

炎症

治療慢性炎症，我常用補氣藥配合白花蛇舌草。

有一個婦科炎症的患者，用了半年消炎藥也沒好。現在手發涼，舌頭都白了。我讓患者赤腳走路，然後再用黃芪、黨參、白花蛇舌草、枸杞子這幾味藥煲湯。吃了一週，炎症就消退了，這叫補氣解毒法。

慢性炎症總治不好，一定要補氣，因為久病氣虛。先用黃芪、當歸補氣，再用白花蛇舌草、兩面針，破開炎症，排出體外。如果把黃芪、當歸比喻成糧草，兩面針就是將軍，而白花蛇舌草最後清理戰場，那些炎症就被清理出去了。

慢性炎症四藥，黃芪、當歸、白花蛇舌草、兩面針，對輸卵管炎症黏連問題也有效。只要是氣虛帶溼熱的慢性炎症，都有效。

在南方，看病最容易碰到的兩個現象，第一是氣不夠，南方人的氣不如北方人那麼雄壯，沒有那種豪邁之感。第二，南方溼熱重，而且海拔低，低處生溼，跑到低處去肯定覺得溼溼的，高處就比較乾爽，像晾衣服都是晾在高處才乾得快。

南方人上了年紀以後，腰痠、腿軟、腳麻的人很多。因此，在南方治病，只要會補氣、會排溼，就行得通了。

我一看她舌頭偏白，就知道氣虛，用黃芪、黨參、枸杞子。又有炎症，就用白花蛇舌草。我們用的白花蛇舌草不太一樣，是新鮮的草藥，一定要用在太陽下曬著的白花蛇舌草直接煲湯喝，可以把它的涼性降到最低，不會涼胃。

再看白花蛇舌草治療喉炎、咽炎。

山裡茶農的妻子因咽炎講不出話來，打了兩天消炎針沒好。我說：「白花蛇舌草和一點紅，兩味藥各採新鮮的一大把，煮水，再兑一點蜂蜜，喝一次就好。」

新鮮草藥不像中藥飲片，需要煮一個多小時，泡在沸騰的水裡滾幾分鐘，撈起來就可以吃了，而且帶著香氣。新鮮草藥起效最快速，是急性、熱性病的剋星。

之前，有一個咳痰帶血的患者，飲用白花蛇舌草、墨旱蓮和白茅根。墨旱蓮止周身出血，白茅根入肺專治咯血、流鼻血，加上白花蛇舌草清熱涼血。

另外，我們發現傷口容易發炎的人，用新鮮草藥好得更快。我們做過相關測試，左手、右手各一個同樣的傷口，一邊用OK繃，另一邊用墨旱蓮和白花蛇舌草搗爛外敷，再用白茅根作為紗布，包扎好，比較哪邊效果更好，結果顯而易見。

白花蛇舌草可以止體表的出血，又可以消裡面的火。它的消炎作用是從頭到腳的。有一個有「兔子眼」的患者，眼睛又紅又熱，用桑葉煮水喝沒有好。我說，再加白花蛇舌草和墨旱蓮。這些藥在我們當地隨處可以採到。這次，一吃下去就好了。

像這一類眼睛發紅的熱性病症，十個裡，桑葉能夠治好八個，剩下二個，就需要再加白花蛇舌草和墨旱蓮了。一個人戰不下呂布，劉關張就一起上，打組合拳。

癌

治癌症，很多醫生喜歡用白花蛇舌草，不過他們用的是乾品，如果用鮮品，效果會提高百分之五〇以上。

癌症後期常會身體熱，但手腳又發涼，我們要用太陽曬過的、新鮮的白花蛇舌草配到藥材裡。

對於各類癌症，白花蛇舌草都可以起到一定的療效。療效高低，就看病情輕重、患者是否配合以及如何處方用藥。

對於胃癌，使用白花蛇舌草配蒲公英；對於肺癌，白花蛇舌草配這個炒薏苡仁、桃仁、蘆根；對於腸癌和闌尾炎，用白花蛇舌草配紅藤、敗醬草。

草藥小補帖

白花蛇舌草味微苦甘，性寒，歸胃、大腸、小腸經，清熱解毒，消癰散結，利溼通淋，主治癰腫瘡毒、咽喉腫痛、毒蛇咬傷、熱淋澀痛。

《潮州志・物產志》：「莖葉榨汁次服，治盲腸炎，又可治一切腸病。」

《廣西中藥志》：「治小兒疳積、毒蛇咬傷、癌腫。外治白疱瘡、蛇癩瘡。」

《閩南民間草藥》：「清熱解毒，消炎止痛。」

《泉州本草》：「清熱散瘀，消癰解毒。治癰疽瘡瘍、瘰癧。又能清肺火，瀉肺熱。治肺熱喘促、嗽逆胸悶。」

⑴治痢疾、尿道炎：白花蛇舌草50克。水煎服。

⑵治黃疸：白花蛇舌草50至100克。取汁兑蜂蜜服。

⑶治急性闌尾炎：白花蛇舌草100至200克、羊蹄草50至100克、兩面針根15克。水煎服。

⑷治小兒驚熱，不能入睡：鮮白花蛇舌草打汁，服一湯匙。

⑸治瘡腫熱痛：鮮白花蛇舌草洗淨，搗爛敷之，乾即更換。

⑹治毒蛇咬傷：鮮白花蛇舌草50至100克。搗爛絞汁或水煎服，渣敷傷口。

第3日

節節花

7月31日　晴　湖心亭公園

今天講的這味藥，叫節節花。它每一節都開花。

無名腫毒

我最早認識節節花是在我五六歲時。當時，鄰居家的小孩子腳上長了瘡腫，他爺爺就到溪邊拔節節花，搗爛敷在腳上，換了兩三次藥後，那些瘡就退了。

它能在溼地裡頭長得那麼瀟灑，說明體內積聚很多溼毒的時候，就可以用它。

藥書上講，節節花可消無名腫毒，什麼叫無名腫毒？就是莫名其妙的毒瘡、毒包，但我們要記得節節花畢竟是偏涼的，因此治療那種往外發出來的腫毒效果才好。

肺熱

節節花治療肺熱咳嗽是排第一的。因為肺主治節，它節節開花，所以它能夠引肺熱下行。

肺熱有哪些表現？咳嗽，甚至熱迫血行時，還會咳出血絲。咳出的痰黏黏稠稠的是熱，清清稀稀的是寒。這是湖南的陳厚忠老先生傳給我們的經驗。

黃稠又帶血絲的痰，用節節花和墨旱蓮各50至100克煮水，一喝下去，痰就變清稀了，血也止住了。如果不帶血的話，單用節節花就管用。有個老阿姨告訴過我，她之前咯血，用節節花煲瘦肉湯，吃著吃著就好了。

從肺開始，先講咽喉，因為咽喉為肺之門戶，肺氣要從咽喉裡吐出來，治咽喉熱毒的藥實在是太多了，節節花就可以，因為它直接入肺，肺上通咽喉，開竅於鼻。

鼻腔熱灼、咽痛，用節節花加射干。射干療咽閉而消癰毒，嚼新鮮的射干，咽喉會涼一整天，比薄荷還管用。用節節花配合射干治療急性咽炎，建議好一大半後就不要再吃了，再吃就容易寒涼傷身了。好多時候我們叫中病即止，你打中了病就要止了，不必再往死裡揍，不然把正氣也打虛了。

闌尾炎

我在大學期間，有個急性闌尾炎轉為慢性的患兒，他父親問我有什麼辦法，我說，就用當地的草藥，節節花和敗醬草。「敗醬」就是味道像腐敗的醬料，敗醬草可以去腸中的黏濁。如同魚腥草的味道像魚的腥臭味，可以清肺中的黏濁。

當時一用這個節節花就用到500克，煮水代茶飲，這兩味藥都很平和，不容易傷身。吃到嘴不臭、口不苦、咽不乾的時候，就不要吃了。因為口苦、咽乾、口臭都是一派熱火之象，上焦以上是熱的，所以這個清涼的藥一下去，他口中生出甘甜的津液，腸道的堵塞也就好了。

泌尿系統炎症

節節花有一個很好的效果：利水、利尿。我的老鄰居急性前列腺炎發作的時候，排尿時針扎樣痛。就去採一大把節節花，煮水，兑蜂蜜喝。

為什麼要兑蜂蜜？蜂蜜像潤滑油，大便、小便不通都要用它。它不僅可以潤大腸、潤膀胱，還能潤五臟六腑。

蜂蜜還有一個重要功效——解毒。被蜜蜂蜇了，被蟲蛇咬了，塗點蜂蜜就能控制住，還可以解食物上殘留的農藥毒。

蜂蜜的第三大功效是滋補。「夏季無病常帶三分虛」，一到夏天，有的人就容易勞累沒精神，或者是容易中暑的人。用蜂蜜兑上黨參粉，用水沖服，人體抗暑熱的能力就增強了。中暑就是氣陰兩虛，黨參補氣，蜂蜜養陰，合用就是氣陰並補，有時候比生脈散還管用，也方便。

夏天大暑前後或者夏至前後，是最容易勞累、出很多汗的時候，用這個方法補氣養陰，然後再去幹活很有勁，這是蜂蜜引發的思考。

癰腫瘡瘍

「癰疽發背」，癰疽發到那個背上。這個怎麼辦呢？節節花加仙人掌搗爛，敷在局部，每半天換一次藥，連續敷五六次後，就平了。

為什麼要加仙人掌？因為瘡外有一層膜，一般藥進不去，所以需要一點帶刺的，用刺莧可以，用仙人掌也可以，只要是帶刺的，搗爛了，加到節節花裡，搗得愈爛愈好，再敷到瘡周圍，那些瘡就會慢慢平下去。

瘡癰原是火毒生，這些瘡癰腫是火毒發出來的，就要清火、敗毒。也不是所有瘡都用節節花，往下陷的，就要用補中益氣的藥了。搗爛過後，也可以用雞蛋清敷在上面，也可以調點蜜。

節節花搗爛調酒外敷，還能治療溼疹和包塊，不管是乳癰、乳腺增生還是這些痞塊。酒能行氣活血，是很好的藥引，配合節節花清熱敗毒的功能，兩者配合，那些癰腫也慢慢消掉了。

蟲蛇咬傷

節節花還有一個重要的功效，是一個草醫告訴我的：它是蛇藥，被蛇咬傷了要用它，這是其他解毒藥沒有的功效。

普通的蚊蟲蜈蚣咬傷，節節花搗爛敷在上面，可以防止那些毒到處亂走。

草藥小補帖

節節花味淡，性微寒，無毒。入心、小腸二經。清熱解毒，利尿通淋，涼血散瘀。主治咳嗽吐血、痢疾、腸風下血、淋病、癰疽腫毒、溼疹。

《生草藥性備要》：「散瘀、消毒、敷瘡。」

《植物名實圖考》：「洗無名腫毒。」

《福建民間草藥》：「消炎止痛，拔毒退腫。」

《民間常用草藥匯編》：「治咳嗽、吐血，下乳。」

《四川中藥志》：「清火退熱，治牙痛，利水，療腸風下血。」

《泉州本草》：「清熱解毒，逐血消瘀，通淋利小便。治發熱口渴、淋症、腸癰、痢疾；外敷癰疽腫毒。」

(1)治諸種淋症：節節花鮮全草煎湯服，每次2兩，每日二次。

(2)治小便疼痛：節節花全草，每次2兩，煎湯泡食鹽或糖，代茶頻服。

(3)治慢性腸癰：節節花鮮全草，搗絞汁泡酒服，每次1兩，每日三次。

(4)治疔瘡腫毒：鮮節節花全草，用冷開水洗淨，和冬蜜搗貼，每日換二次。

第4日

牛筋草

8月1日　晴　湖心亭公園

牛筋草這味草藥比較特別，很難把它拔出來，而且它的莖像筋骨一樣堅韌。長在田埂裡的牛筋草，千萬個人踩過去，它依然長得很好，不怕踩。因此，「千人踏」、「萬人踩」、「萬人拔」都是它的別名。

「乾磨萬擊還堅韌，任爾東西南北風。」它有強大的舒筋活絡功效，還能利水清熱，把筋骨肌肉裡的水熱導至體外。

溫熱病

我小時候在村裡讀書，當時村子裡的兩個學校同時暴發流行性感冒。發熱、咽炎，嚴重的頭面還會腫大，傳染得也很迅速。

我學校的校醫很厲害，立刻叫孩子去拔牛筋草。操場上到處都是，我也拔了幾根，很難拔。大家拔了大半蛇皮袋，放到廚房的大鍋裡熬，熬出水來分給大家喝。這波流感就被這種小草撲滅了。

快要感冒，咽喉癢痛的時候，立刻用它煮水喝，慢了效果就差了。

防治流行性B型腦炎這種溫熱病，直接用牛筋草200克，水煎，連服三日。如果已經發熱了，就再加點石膏或者白花蛇舌草，和積雪草。

牛筋草味甘淡，性平，不傷胃，能夠利溼，淡味入腑通筋骨。就是說甘淡的這些物品，像玉米鬚、車前草、牛筋草，吃下去後五臟六腑的那些熱都通過小便帶出體外，這叫「陽隨陰降」。

陽熱通過小便排出來後，熱就退了。因此，治發熱少不了利尿藥。古人治病以利尿為捷徑。治療炎症，中醫不消炎，而是清熱利水。就像燒紅的鐵塊，用水沖涼得快。

人也是小便一流通，多餘的熱排出體外，口苦、咽乾、發熱症狀就都好了，這是牛筋草治療溫熱感冒。

睪丸痛

很多中藥都形似人體的器官，陳皮像皮，山藥像肉，丹參像血管，牛筋草像筋。肝主筋，下絡陰器。因此，人生氣後，如果小腹痛、睪丸痛、肋骨痛，這時牛筋草加荔枝核或者橘核，煮水服用，肋痛跟睪丸痛同時都好了。

睪丸痛我們用核類藥，植物靠核來繁衍後代，人靠睪丸，靠陰器來繁衍後代。所謂「同氣相求」，沒有荔枝核，就用橘核，沒有橘核就用龍眼核，都管用。

吃東西的時候，嚼一嚼那些核，可以下氣，把體內鬱悶之氣破開。但是，有些人吃得太多，容易腹瀉。

有一個專治小兒睪丸炎的良方，用牛筋草50克，加上7至10個荔枝核，水煎服。這叫行氣解毒法，行睪丸之氣，解肝經之毒。

中暑

夏天中暑，是患者身體底子虛，暑熱攻上頭腦，因此治療中暑就有治本與治標兩個思路。

治本，就是用生脈散一類，把氣陰補足。治標，就是用牛筋草和淡竹葉，或者是這個節令長得最好的白花蛇舌草，一起煮水服用。那種頭昏腦漲、心慌的症狀就好了。用生脈散來治本，用牛筋草、淡竹葉、白花蛇舌草來治標，是防治中暑的很好方子。

在大暑，天氣最熱的時候，去採點竹葉，再拔點牛筋草煮水，就是涼茶。如果有口乾、口渴、喝水不解渴的症狀，一喝就好，嚴重的再兑點蜂蜜。

久旱盼雲霓，天乾盼甘露，我們就是給身體「下場雨」。

筋骨傷

牛筋草既然入筋，肯定會對筋骨傷有幫助。牛筋草加威靈仙，可是草醫的不傳之祕，威靈仙宣通十二經脈之氣，牛筋草走周身之筋骨。腰以下的筋骨傷，一般就用牛筋草加威靈仙。

威靈仙又名鐵腳威靈仙，老年人腿軟無力，用黨參配威靈仙效果很好，像余浩老師常講，黨參加豬鞭效果也很好，只是我現在很少用動物藥。

如果是腰部以上胸肋部的外傷、氣悶或者扭傷，用牛筋草加絲瓜絡或者全瓜蔞，胸部以上的氣就會被打開。如果患者能喝酒，水酒各半煎服，酒能夠行藥勢，助藥力，乃身體十二經脈前行引導也。

婦科炎症

牛筋草還可治療婦科炎症，白帶偏黃濁，有些人用益黃散有效。但是我們當地可以不用錢就解決，在路邊、田埂上就能找到牛筋草和車前草。牛筋草引入肝經，車前草把肝經的水利出去，碰到尿黃濁或者帶下異臭的，牛筋草、車前草加紅糖，一起煮水服用。婦人以血為用，很多藥要加點紅糖，既補血，也能引藥入血分。

小兒消化不良

牛筋草還有一個很好的作用，它甘淡平和，可以用來治療小兒消化不良。它還有一個別名叫作野粟，因為結的果實像小粟米。凡是米粒樣的東西都入脾胃，助消化。因此牛筋草加點山楂一起煮水，可以讓孩子們胃口好、消化好、疾病少。

這小小的一味牛筋草，可以領著它全身跑。

目痛、咽痛

有人吃了菊花眼睛還痛，但是吃了菊花加牛筋草，眼睛就不痛了。

有人咽喉痛，用牛筋草加崗梅。崗梅這味藥不得了，我們當地叫秤星樹根，它的根莖星星點點，像秤桿一樣，正名叫山甘草，即山上的甘草。崗梅還是某知名涼茶品牌裡頭的一味主藥，他們公司常到五經富鎮上收購。現在山裡大棵的崗梅基本都被人採走了，還有很多小棵的，以前都被砍來當柴燒。

所以說，識得是寶，不識得是柴草。

草藥小補帖

牛筋草，因其貼地有力不易鏟鋤，莖和花柄頗為結實，不易拉斷，河南部分地區稱為「老驢拽」，山東方言叫「鈍刀驢」，湖北方言為「內巴都」。分布於全世界溫帶和熱帶地區，為一年生草本植物。

味甘，性平，無毒，入肝、肺、胃三經，具有清熱、利溼的功效。主治傷暑發熱、小兒急驚、黃疸、痢疾、淋病、小便不利，並能防治流行性B型腦炎。自魏晉以來，民間及中醫經久相傳，此草煮水，常服，有防疫、抗瘟病時毒奇效。與金銀花製劑配合常服，可預防流行性感冒及其他流行疫病。

(1) 治高熱，抽筋神昏：鮮牛筋草4兩。水三碗，燉一碗，食鹽少許，十二小時內服盡。

(2) 治下痢：牛筋草1至2兩。煎湯調烏糖服，每日二次。

(3) 治小兒熱結、小腹脹滿、小便不利：鮮牛筋草根2兩。酌加水煎成一碗，分三次，飯前服。

(4) 治傷暑發熱：鮮牛筋草2兩。水煎服。

(5) 治淋濁：鮮牛筋草2兩。水煎服。

(6)治腰部挫閃疼痛：牛筋草、絲瓜絡各1兩。燉酒服。

(7)治疝氣：鮮牛筋草根4兩、荔枝核14個。酌加黃酒和水各半，燉一小時，飯前服，每日二次。

(8)治乳癰初起、紅腫熱痛：牛筋草頭1兩、蒲公英頭1兩、煮雞蛋1個，並將草渣輕揉患處。

(9)預防B型腦炎：鮮牛筋草2至4兩。水煎代茶飲。

第5日

白茅根

8月2日　陰天轉大雨　湖心亭公園

像袖珍甘蔗一樣，白白的，又有結節的藥，這個就叫作白茅根。嚐一嚐，帶點微甜。甘甜的藥物都有益氣生肌肉的特點，白茅根帶有一點補益作用，屬於清涼補藥，對於身體煩熱又消瘦的患者，就用它。

白茅根有三大功效。第一，它的形狀中空，通表理氣，能治療毛孔閉塞的發熱。第二，味道甘甜，能養陰利尿，治療泌尿系統炎症，包括司機、在高溫環境工作的人，白茅根煮茶給他們喝，能滋陰利尿。第三，茅根的頭是尖尖的，張錫純講過，白茅根的尖頭搗爛敷瘡口，可以破瘡，讓發不出來的瘡發出來。要專選尖頭的部分，就鈎藤的鈎刺，降血壓最快。

煩熱

一位全身煩熱的患者，人很消瘦，吃不下飯。用白茅根250克煮水，喝過後，煩熱消了，胃口就來了。

還有，金寶講到，在廣西，用白茅根、白花蛇舌草、積雪草和甘蔗一起煮水，治療心煩氣熱。常表現為幹活幹到又累又煩躁，尿又是黃稠的，這個湯一喝下去，從頭到腳都清涼了。

出血症

白茅根這味藥，《藥性賦》上講止血與吐衄，從頭到腳的出血症，它基本都有效。

首先，眼睛出血。有些人吃了補藥「參茸酒」，一般要體特別虛寒的人才可以適當喝一點參茸酒，帶著一點溼熱或者堵塞的，一吃了火一往頭上燒，眼底出血，嚴重者會導致失明。

碰到過一位患者，喝了參茸酒以後，溫熱的藥性被身體裡的溼熱瘀滯堵塞住了，變成火往頭上燒，眼睛出血，紅紅的。我說，急救要用桑葉、大黃與白茅根，一起才能化解「參茸酒」生出的毒火。

因為補藥被堵住就上火，人體有兩個地方一通開來，沒有火氣、熱毒，就是大小便。大黃管大便，白茅根管小便，它們還都能止血，這是其他藥所不能及的。因此加桑葉把大黃、白茅根引到眼睛，出血就止住了。大黃、白茅根各10克，再配合一把新鮮桑葉。

其次，流鼻血。暑熱天常見流鼻血，即流鼻血，用白茅根100克，水煎服。如果是熱性的出血，就放置常溫服用；如果體質還帶點寒的，就趁熱喝。湯藥服用的溫度都有大學問，清熱藥一般放置到低於體溫後服用，如果要熱服，得小口地喝。

再次，上消化道出血。深圳有一個小伙子酒後胃出血，大便一直是黑色的。排便有鮮紅血色的是痔瘡出血，帶柏油色的是上消化道出血。我說，買新鮮的白茅根250克，新鮮的清熱降濁之力更強，還有活力，再加蓮藕一起煲湯喝，藕節也能止血，上消化道出血就會慢慢好轉。他這種暴飲暴食導致血熱出血，藕節、白茅根涼血止血，這個方子很好用。

尿血要分寒熱，寒的我們要補氣攝血，用黃芪配白茅根；熱病出血直接用白茅根100克煮水服。

我在山裡的時候，碰到一位伐木工人，那天天氣很熱，他忙著幹活，水也沒喝，尿出來紅的，他嚇了一跳。趕緊拔車前草，挖白茅根，煮水，兑點紅糖，紅糖能引入血分，就喝了一次，當天下午就好了。

這是白茅根涼血，可治療從頭到腳熱病的功能。

小兒高熱

我在余老師那裡碰到有好幾例小兒高熱，余老師用的就是三根湯：新鮮的白茅根、蘆根和葛根。不用新鮮的效果就會減半。當時體溫最高的小孩子40度，他喝下去，小便就唰唰地流出來，體溫也降了。就像水箱充足流動後，車子就不會發熱，因此水箱很重要。膀胱就是人體的「水箱」，膀胱的水流出體外，身體的熱就會被帶走。

「三高」

白茅根一節一節像管道一樣，如同人體的三焦，因此白茅根能輸利，是管道的「清道夫」。我把這個運用到「三高」（高血壓、高血脂、高血糖）患者，白茅根可以淨化血液。當我們找不到虎舌草這麼厲害的淨化血液的草藥，白茅根也可以擋一面。

草藥小補帖

白茅根，又名絲茅草、白茅草、茅草根。春、秋兩季採挖，洗淨，曬乾，除去鬚根和膜質葉鞘，捆成小把。

白茅根味甘，性涼，無毒，有涼血止血、清熱利尿的功效。

用於血熱吐血、衄血、尿血、熱病煩渴、黃疸、水腫、熱淋澀痛；急性腎炎水腫。

《本經》：「勞傷虛羸，補中益氣，除瘀血、血閉寒熱，利小便。」

《別錄》：「下五淋，除客熱在腸胃，止渴堅筋，婦人崩中。久服利人。」

《本草綱目》：「止吐衄諸血，傷寒噦逆，肺熱喘急，水腫黃疸，解酒毒。」

(1)竹木入肉：白茅根燒末，豬脂和塗之。風入成腫者，亦良。

(2)吐血不止：白茅根一握。水煎服之。

(3)小便出血：茅根煎湯，頻飲為佳。

(4)解中酒毒，恐爛五臟：茅根汁，飲一升。

第6日

車前草

8月3日　晴轉大雨　湖心亭公園

有句話講「滿園綠色仙人藥」，就是說，這些綠色的植物都是能創造奇跡的「仙人藥」。

我現在為什麼要常換地方出診，一個是人太多了，第二我們要換一個周圍常有草藥的地方。

其實，我們可以不要什麼藥櫃，在田裡坐一坐，周圍都是藥。

今天，再跟大家分享車前草。

《藥性賦》講車前草：「止瀉利小便兮尤能明目」，把它三大功效道出。

泄瀉

唐宋八大家之一的歐陽修是一位大文豪，寫文章登峰造極的人物，官也做到很大。他有一次腹瀉，而且是水瀉，請太醫院的醫生都醫不好。剛好，他的夫人聽到外面有搖鈴鐺的聲音，有人喊專治拉肚子。他老婆聽到立刻跑出去拿藥。

歐陽修說，我這太醫都醫不好，那走街串巷的怎麼能醫得好？別去了。

他夫人假裝答應，但還是偷偷追上那個草醫，草醫給她包了一味藥。她拿來騙歐陽修喝，水瀉就好了，這才跟他講實話。歐陽修大吃一驚，認為自己不能輕視底層百姓，高以下為基，貴以賤為本。為了讓更多人知道這個良方，歐陽修就拿重金去找到草醫，向草醫道謝，把這個方子買過來。

那個草醫說，我這個方子，說穿了不值分文，就是車前草的籽，曬乾碾成粉。

為什麼有這個功效？有一招叫「利小便實大便」，車前子一下去，水溼從小便排出去，大便就乾了。因此，車前子止瀉是通過把水引走，大便自然就乾爽了。利小便的藥很多，只要是泌尿系統的炎症，要第一個想到車前草，這是它的專長。如果不小心吃多了，尿還會止不住。

腿腫

有一位腿腫的患者，小便是黃色的。黃屬熱，溼熱在下焦，我就開四妙散加車前草。四妙散（蒼朮、黃柏、薏苡仁、牛膝）專治下焦溼熱，但是力量不夠，再加250克車前草，小便立刻就由黃變清了，腳也輕鬆了，腫得像蘿蔔一樣的腿就消下去了。另外，要記得尿清白加薑。

還有一位茶農，他頂著那最熱的天出去採茶，回來後排尿困難，尿道口像刀刮一樣痛。我說，你趕緊去拔車前草，木瓜樹底下有很多。吃下去當天就好。

泌尿系統結石

車前草還有一個作用，是利尿的同時可以排比尿道口小的結石。

我碰到一個人，他去醫院碎完結石，兩三年後，結石又長了，他又去碎。我說，你亂吃東西，魚、蛋、奶吃太多了，身體板結。我叫他用肉骨頭加車前草、白茅根煲湯，當作保健茶來喝。今年去醫院檢查，結石已經沒了。

適當加一些食物進去煲湯，能平衡陰陽，不會因利尿過多傷了腎。

排尿沒力，結石很難治。不怕身體髒東西多，就怕身體動力小。因此，結石體質的人要多運動，吃了車前草過後，要從樓梯一個臺階一個臺階往下跳，結石就容易鬆動。體虛者加黃芪，不需要用太多其他藥。

尿血

車前草還治尿血。裡熱到一定程度會出血，排尿時尿道口像火燒一樣，火辣辣的，小便帶血，車前草拔一把煮水服，一次就行了。

目暗昏花

車前草還有明目的功效。我老師曾經治一例目暗昏花的白內障患者，用六味地黃丸加五子衍宗丸。六味地黃丸補肝腎，五子衍宗丸益精血，五子衍宗丸就有一味藥，即車前子。它入腎，以子通子，濁水去，清水生，腎精就足了。

治療目暗不生光輝，眼睛渾濁，要利尿。到野外去，鬼針草、車前草和雞啄草（龍葵草），採這些草藥回來炒著吃。或者黃瓜藤、荷蘭豆藤炒來吃，吃了眼睛會比較舒服。野草啊，生命力強，跟種植的不一樣。

瞼腺炎

眼科常見病瞼腺炎，俗稱麥粒腫，治這個疾病是車前草的專長，加點菊花或者野菊花，再加點青葙子更有效果。搗爛了敷在眼睛上，一敷就不痛了，再敷就退下去了。但是要用新鮮的，解毒功效更好。

浸淫瘡

一些患者瘡口流水，好不了。車前草能利水，用車前草的葉子煮水後，搗爛敷在瘡口上，瘡口周圍的水就會止住。用一些治瘡、開破的藥，還要再加車前草，單一味車前草能讓瘡口縮小。

咳痰

車前草還有一個為人所忽視的功效——祛痰止咳，這是日本人最早發現的。病人咳吐黃濁膿痰時，用車前草。治療咳痰時，如果入肺的藥無效，用入泌尿系統的藥往往有效，這些痰濁可以從小便排掉。日本的醫學家說，加車前草，膿痰會消得很快。

這個利尿的藥，怎麼可以治療肺呢？原來，小便一通，肺為水之上源，肺部燒熱以後，通過利尿，肺熱就下來了。車前草可以把肺裡的膿痰、黃濁痰，通過小便趕走，因為肺與膀胱相別通，這就是上病下治。

草藥小補帖

味甘淡，性微寒，歸肺、肝、腎、膀胱經。清熱利尿，滲溼止瀉方，明目，祛痰。主小便不利、淋濁帶下、水腫脹滿、暑溼瀉痢、目赤障翳、痰熱咳喘。

(1)治小便不通：車前草1斤。水三升，煎取一．五升，分三次服；生車前草搗取自然汁，入蜜1匙調下。

(2)治尿血：車前草搗絞，取汁5合，空腹服之；車前草、地骨皮、墨旱蓮各3錢，湯燉服。

(3)治熱痢：車前草葉搗絞取汁1盅，入蜜1合。同煎一二沸，分二次溫服。

(4)治衄血：車前葉生研，水解飲之。

(5)治高血壓：車前草、魚腥草各1兩。水煎服。

(6)治目赤腫痛：車前草自然汁，調朴硝末，臥時塗眼皮上，次早洗去。

(7)治痄腮：車前草1兩3錢。煮水服，溫覆取汗。

(8)治百日咳：車前草3錢。水煎服。

(9)治咳痰、咳嗽喘促、咯血：鮮車前草（燉）2兩，加冬蜜5錢或冰糖1兩服。

(10)治驚風：鮮車前根、野菊花根各2錢5分。水煎服。

⑾治小兒癇病：鮮車前草5兩，絞汁；加冬蜜5錢，開水沖服。

⑿治金瘡血出不止：搗車前汁，敷之。

⒀治瘡瘍潰爛：鮮車前葉，以銀針密刺細孔，以米湯或開水泡軟，整葉敷貼瘡上，每日換二至三次。有排膿生肌作用。

第7日

薄荷

8月4日　晴天有雨　湖心亭公園

這味藥，你們誰都嚐過，口香糖有它，吃了口腔、咽喉、胸部、胃都會涼涼的，很舒服。這味藥就是薄荷，它是口腔、咽喉、六腑的清潔劑。

薄荷芳香又帶清涼，芳香能夠除溼醒脾胃，清涼可以透熱祛火。

目痛、目癢

得了風熱感冒，眼睛癢，總想去揉，一揉眼睛就紅紅的，像兔子一樣，乾乾澀澀的，咽喉也癢。用薄荷加菊花泡水。

薄荷採新鮮的，菊花到藥店買，先煮菊花，再放薄荷，讓它沸騰三十秒就好。薄荷這味藥千萬別煮太久，煮久了，那股芳香之氣就跑光了，藥力也差了。中醫治病用的是藥的氣。

有一個電焊工人，他熬夜電焊過後，眼睛就會又痛又癢。幹完一單過後，他就要睡好幾天，不然，眼睛就不行了。剛好田邊有薄荷，我說，你採回去，再配上菊花煮水喝，幹活的時候就喝了，然後再洗眼睛。從那以後，眼睛就好了。

急性熱證

薄荷除了有辛香止痛的功效還能祛溼熱，有清涼之功。

過年時候，我準備了十包牙痛藥放在家裡。過年暴飲暴食，肯定有很多人出現咽喉痛、牙痛。一包藥裡面就有薄荷10克、大黃10克、生甘草5克。三味藥直接泡水，拿個大碗，裝一升水，泡上十五分鐘就可以喝了，不用熬。

所有的咽喉痛、牙腫、面紅目赤、口角炎，只要急性的，這個喝下去就好，一般是不需要第二劑的。因為，只要好了大半，就不要吃藥了，另外一半讓身體的抵抗力來「練兵」。有些人喜歡趕盡殺絕，再吃上兩劑，胃腸受寒就容易拉肚子，要中病即止啊！

薄荷能夠清利咽膈，疏散風熱，把牙齦裡的火透出來，大黃就把臟腑裡的火泄下去。因此一透一泄，甘草調和，牙痛就好了。最嚴重的時候，再把白芷、地骨皮、骨碎補這牙痛三藥加進去，沒有治不好的牙痛。

牙齦腫痛加上咽喉痛，就加野陽桃和崗梅，咽喉就很利索。

感冒

我們經常碰到山民淋著雨以後，鼻塞頭痛，要去打針或者吃感冒藥。其實，碰到這種淋雨後，出現頭痛鼻塞，抓一把新鮮的薄荷，再抓上一點茶葉，最好是留了好幾年的老茶，一起放在盅裡，泡水，慢慢地喝。一點一點喝，像春天的毛毛細雨一樣滋潤。因為像大暴雨過後，水都流到江裡去了，地很快就乾了，所以要慢慢飲。飲喝的時候，還會吞下很多口水，口水像燕窩一樣，本身就能滋陰去火。

我們要喝溫水，慢慢地把它吞下去，這是養生長壽的不傳之祕。

有個人泡了一壺補酒，喝了沒效，腰痛照樣痛。他就來找醫生說，你這藥酒沒效。

醫生說，你不會喝，就別怪這個酒沒效，飲補酒的不傳之祕，就是一個字「品」，像品茶一樣，一杯要分成一千口來喝，叫千口一杯飲。說得很誇張，其實只要品個幾十口。品一口，就把唾沫吞一口，等品完了一杯水，其實已經吞了一大杯口水，等於吃了一大碗燕窩滋陰養五臟。

吞口水是一個降金生水的動作，金生水，不斷地吞。水，腎精就足了。

皮膚搔癢

薄荷還有一個功效，就是治療皮膚搔癢。

身上癢，一抓抓痕就出來了，直接一味薄荷葉搗爛，擦患處就能止癢。

《藥性賦》說：「薄荷葉宜消風清腫之施。」

薄荷消風瘡，搗爛敷在患處，靠它辛涼之氣袪風。

夏天常起的痱子，薄荷葉煮水或者搗爛過後，做成綠色的藥汁，拿排筆刷，像刷上油漆，會形成一層保護膜，以後那塊皮膚會很好，就單單薄荷一味，想更舒服，就再加一點冰片進去。

腹脹

吃了大魚大肉後，肚子脹得睡不著覺。薄荷採上一兩把，剝半個橘子皮，像泡泡麵一樣，用熱水泡十分鐘後喝，肚腸會咕嚕咕嚕地作響，再放幾個屁，肚子就不脹了。這個薄荷陳皮茶是一個很經典的小方。

咳嗽

有個朋友咳嗽一直不好。平常愛開摩托車，開得很快。我告訴他一招，用大把的薄荷葉加冰糖泡水喝，這個在書上有記載，甘能緩急。他喝了兩三次就好了。

因為開車開得快，氣就會通過鼻子灌到肺裡去，涼氣一灌到肺裡，他咳嗽就好不了。薄荷葉芳香理氣，氣順了，肺部經脈又變得柔軟了。

肝鬱

薄荷葉還可以疏肝解鬱，這點張錫純最喜歡用。那些肝鬱化火的人，胸中緊得很。生氣一兩次沒事，生一兩百次氣就要得大病了。那怎樣及時把這些鬱氣消掉呢？

薄荷葉在民間又有「消氣藥」之稱，消氣茶即薄荷葉泡水喝，它既辛香能解鬱，又帶涼能下火，專治生氣上火。有些人情志抑鬱，嚼點帶薄荷的口香糖都會覺得緩解。煮薄荷雞蛋湯，薄荷放足一點，吃下去，胸開鬱解，氣悶就少了。

當然，薄荷還有好多潛在的功效，像大小便不通，某一類疼痛，薄荷都有很好的作用。

草藥小補帖

薄荷味辛，性涼，歸肺、肝經。疏散風熱，清利頭目，利咽透疹，疏肝行氣。主治風熱感冒、溫病初起、風熱頭痛、目赤多淚、咽喉腫痛、麻疹不透，風疹搔癢、肝鬱氣滯、胸悶脅痛。

《新修本草》：「主賊風傷寒，發汗。治惡氣腹脹滿、霍亂、宿食不消、下氣。」

《本草綱目》：「利咽喉，口齒諸痛，治瘰癧、瘡癬、風瘙癮疹。」

⑴清上化痰，利咽膈，治風熱：薄荷末煉蜜丸，如芡子大，每噙一丸。白砂糖和之亦可見，

⑵治眼弦赤爛：薄荷，以生薑汁浸一宿，曬乾為末，每用5克，沸湯泡洗。

⑶治風氣搔癢：大薄荷、蟬蛻等分為末，每溫酒調服5克。

⑷治血痢：薄荷葉煎湯單服。

⑸治衄血不止：薄荷汁滴之，或以乾者水煮，綿裹塞鼻。

⑹治蜂蠆螫傷：薄荷按貼之。

⑺治火寄生瘡如炙、火毒氣入內、兩股生瘡、汁水淋漓者：薄荷煎汁頻塗。

⑻治耳痛：鮮薄荷絞汁滴入。

第8日

五指毛桃

8月5日　晴　湖心亭公園

這味藥，被列為嶺南十大名藥之一。好多慢病、勞損都要靠它。我發現山林只要長這味草藥，這個山林就適合人類居住。因為一個地方能夠長出這味草藥，説明這裡地氣很足，土地肥沃。

它是五指毛桃，善補氣，又叫南芐，即南方的黃芐。

關節疼痛

一位腕關節痛了三年多的患者，每天晚上痛到難以入睡，必須用熱水袋包在那個手上，疼痛才能減輕。我叫他拿五指毛桃回去煲肉湯，吃了一個月。他説，吃完頭三天就好了一半，吃到一個月基本不痛了。

山裡的居民告訴我，過了中午喝涼水，會把人體的陽氣一點一點耗損掉，年紀大了，關節就容易痛，容易無力。就是這個小小的壞習慣耗損了陽氣。經歷過這個案例，我體會到它疏通經絡的同時，還能把氣補進去，疼痛也就減輕了。

尿失禁、遺尿

一位八十多歲老阿婆尿失禁。她兒子過來問怎麼辦，我給他一個保健方：五指毛桃50克、枸杞子30克、牛大力30克，煎服。

一劑喝下去，尿失禁好了，三劑喝完，接下來的兩三個月都沒有遺尿現象。

治好了他的母親，他又帶著一個五六歲的孩子來找我。這個孩子尿床，還喜歡吃冰箱裡東西。我說，切點薑、棗，加上五指毛桃，煮水喝。當天晚上就不遺尿了。五指毛桃能提氣，氣足了尿才不會漏。

健忘

五指毛桃還能治療健忘。

上車村有個村民，說過的事情一出門就忘了。我跟他說，用五指毛桃煲湯，加黨參、枸杞、大棗。這幾味藥煲得濃一點，因為老年人體虛，漏洞百出，補氣藥量不夠，氣固不住。他連喝了十來劑，健忘的症狀就好了。在《黃帝內經》裡說「上氣不足，腦為之不滿」。黃芪和五指毛桃能夠補足「上氣」，人氣足了，頭腦才會靈活，就像燈油足了，燈才會明亮。因此，小孩子有時頭腦昏沉，容易疲勞，給他用五指毛桃加大棗、生薑煲湯。

虛勞

還有一例喉癌患者，放化療後紅血球低得可怕。這就是人體勞損百虛，放化療以後，氣血補不回來。我就建議他用黃芪30克、五指毛桃30克，再加大棗、龍眼肉、枸杞子、黨參。這幾味藥煎湯連喝了半個月，紅血球就升上去了。可見，五指毛桃扶正的效果是不錯的。

鎮上賣油漆的阿叔，他的兒子容易感冒、鼻塞、沒胃口，還經常頭痛。

我說，孩子的病就是一個病，脾常不足。兒科醫學常講小孩子「肝常有餘，脾常不足」。小孩子脾虛則九竅無力，包括鼻塞、眼花、口角流涎、耳聾、耳鳴等都是脾虛的表現。

我說，喝黃芪口服液見效快，平時就去市場買些五指毛桃。後來，這油漆店的老闆在市場上碰到我說，他兒子就吃了這個湯藥，花個幾十塊錢病就好了。

南方的市場很好，可以直接買到新鮮的五指毛桃。五指毛桃加大棗煲湯在嶺南已成為一道名菜。梅州、豐順的山上成片地都種上了五指毛桃，再直接銷售到餐館。在很多廣東的餐館都可以喝到五指毛桃湯。

廣東人的體質一般分為兩種，一個是溼氣重，另一個是氣不足。溼重用苡仁，氣不足用黃芪加五指毛桃，三味藥一搭配，基本上普通人都能喝。

腦漏

有個海南來的患兒，每天鼻涕不知不覺地往下流，流到肚臍這麼長，照這樣流下去，腦都要虛了。一直也沒治好，後來聽人說要培養孩子的抵抗力，就用黃芪來煮濃濃的湯調紅糖喝，黃芪補氣、紅糖補血，氣血並補。

喝了半個多月，困擾他好幾年的症狀就沒了。說明氣足了水液才不會漏掉，正如《神農本草經》上講，黃芪主小兒體虛百病。

慢性前列腺炎

不光是流鼻涕，還能治慢性前列腺炎。不是有句話嘛，當年迎風尿千丈，而今順風打溼鞋。尿排不乾淨是氣虛導致的。常喝五指毛桃煮的湯，再配合補中益氣丸，排尿就順暢了。

胃下垂

南方好多胃下垂的患者，下陷的內臟要用提氣的藥物把它升上來，告訴大家金昌叔的良方，提氣最快速的就是黃芪、五指毛桃。黃芪30至50克、五指毛桃30至50克、胡椒8至10克，再加1個豬肚，煲湯吃。胡椒最好用海南產的，陽氣最足。吃過兩三次，胃下垂會好一半以上。

當然不是天天吃，隔一週吃一次，藥力需要一個運化的過程。

沒有豬肚，就加黨參、枸杞子，對於幾乎所有胃下垂都管用。黃芪、五指毛桃補脾、腎，枸杞子補腎。脾腎有力了，才能把下垂的胃提起來。

腎炎

還有一位腎炎患者，腿腫得像蘿蔔一樣。我說，趕緊去抓100克黃芪、50克五指毛桃，南北黃芪同用。再加50克赤小豆、30克炒薏苡仁、10克益母草、5克川芎，一起煮水喝。原本腫得像蘿蔔一樣的腿，吃了半個月就消下去了。碰到腿腫、腿沉的人，基本上沒有比這個方子更好的保健方了。

減肥

我發現五指毛桃用於減肥也很有效果。

我慣用黃芪、黨參、五指毛桃、炒薏苡仁、陳皮、藿香、生薑、枸杞子。黃芪用到100克，生薑用到100克，我以前聽一個學生講，他的兄弟體重兩百多斤，就靠喝濃濃的生薑汁，喝過後拍打背部，一個月減掉幾十斤。吃完這個藥後，患者最大的體會就是排尿量比以前多一倍。有個患者一個月下來就掉了幾十斤的贅肉。

草藥小補帖

五指毛桃味辛甘，性平，微溫，入脾、肺、肝經，具有健脾補肺、行氣利溼、舒筋活絡之功，嶺南地區的中醫或少數民族民間醫生常用於治療脾虛浮腫、食少無力、肺痛咳嗽、盜汗、帶下、產後無乳、月經不調、風溼痺痛、水腫等症。

(1)治急性黃疸型肝炎、較重的慢性肝炎：穿破石2斤、五指毛桃0．5斤、葫蘆茶3兩。加水浸煮二次，濃縮至一千五百毫升，加白糖300克，入防腐劑，靜置，過濾。較重者每日服90毫升，分二次服；輕者，每日服45毫升，一次服完。以一個月為一個療程。

(2)產後無乳：五指毛桃2兩。燉豬腳服。

(3)白帶：五指毛桃1兩、一匹綢2兩。水煎服。

第9日

田基黃

8月6日　晴　湖心亭公園

這味藥在中國很多旅遊區都有賣，南華寺還有一些出名的廟宇，就作為地方特產售賣，我去逛的時候就有。

田基黃算是草藥裡的一個奇跡，老藥農都喜歡用它來排肝毒。它矮矮小小的，但是排溼的能力卻不小。名字就叫田基黃，一聽就知道了，人面目發黃、小便黃濁，我們就用它。它愛長在低窪的溼地，在田間的濁水裡長得很好看。

我們發現凡是長在溼地裡的草藥，就有利溼的本事。我們草藥歌訣裡講「涼利之藥生溼地」。要是最近口苦、尿黃的，田頭山腳拔上點田基黃兑點紅糖煮水，今天喝了，明天尿就不黃，嘴也不苦了，效果就是這麼好。因此，田基黃又叫七寸金，長得很短，就幾寸而已，但是它每一寸都是寶貝，像金子那樣。

田基黃有三大功效。

第一，清熱利溼。它可以在體內開出一條道來，把肝臟的毒引到膀胱排出體外。它對尿道炎症也是很管用，還有消融結石的作用。

第二，化瘀止痛。部分B型肝炎的患者，脅肋部會痛，用田基黃搗爛加酒，外敷就能止痛。

第三，消腫。早期的肝硬化，或是跌打傷、局部腫，用田基黃搗爛外敷就能夠消腫塊。我聽說過一個草醫最擅長醫治腫塊，他常用藥給患者外敷，哪裡腫就敷在哪裡，那些腫塊會慢慢散掉，他用的草藥就有田基黃。

用眼過度

有一些人用眼過度，眼睛火熱，疼得很，田基黃煮水，喝一杯，剩下的拿來洗眼睛。第二天，眼睛就清涼了。

我還碰到一位茶農，剛開始熬夜熬得眼睛發紅，紅久了以後又變成黃色，因為火生土，火是紅的，到土位就變黃了。白睛發黃的人，血液會很渾濁、黏稠。他說，吃了很多藥都治不好。

我說，不戒掉熬夜，一輩子都休想好。我讓他就在山邊拔田基黃，一次50至100克煮水，加點紅糖，甘能緩急、能補益，可以讓清熱解毒藥的藥性不那麼凶猛，不傷身體。

吃了一週左右，眼睛的黃色褪掉大半。

跌打損傷

運動中胸肋拉傷，局部脹滿疼痛，用田基黃榨汁，擠出一兩杯來，兑上一點酒，喝下去就不痛了。酒乃藥之使，能領百藥走全身上下，衝鋒陷陣。

眼睛黃、面黃

常抽菸的人，抽到舌苔變黃，指甲也變黃，田基黃一味藥煮水久服，黃濁就會慢慢褪掉。如果脾胃寒涼，就要加薑一起煎服。客家話又叫它「田去黃」，即田裡能去黃的藥！因此，一講到這味藥，就要想到，治療眼睛黃、面黃、身體發黃、黃苔通通管用。

肝炎

田基黃能治療當代令很多人頭疼的病——B型肝炎，尤其是對活動期的B型肝炎效果是槓槓的，就是轉胺酶居高不下的狀態。

講一個田基黃降轉胺酶的案例。

這個患者，手是黃的，臉也是黃的，眼睛的鞏膜都是發黃的，這就是黃疸了。轉胺酶一百多，用很多藥也降不下來。

我讓他每天用半斤田基黃煮水，就這一味草藥，吃了七天，身黃褪掉一半，一查轉胺酶回到正常。這叫「黃濁」的髒水不能到膀胱從小便排出去，而是往皮膚上發，好像下水道堵塞一樣。而田基黃能把身體發的黃濁褪掉。

排肝毒用黃芪、黨參配田基黃，臨床上單純熱毒的患者很少，體虛又有毒的就很多。黃芪、黨參、枸杞補足肝臟的陽氣，再用田基黃、茵陳把肝臟的毒往下排，扶正、祛邪合用。

現在虛實夾雜的病很多，身體虛勞的病邪又多，補容易助長邪氣，瀉又容易傷正，只有邊補邊瀉。

有的時候我一看患者，不用診脈就可以開方，因為一看患者一臉疲累狀的，看他皮糙肉厚的就是補中益氣，看他細皮嫩肉的就是歸脾湯，為什麼呢？

細皮嫩肉的人，摸他的手，手軟如綿，肌肉鬆垮，多是養尊處優一生不動刀和鐮，這種人體力勞動少，用腦多，用腦是陰力，身體運用是陽力，這不一樣。因此，這是暗耗心血，用歸脾湯。皮糙肉厚的人常從事體力勞動，消耗中氣，得補中益氣，才能生龍活虎。

因此，我們上午就講課、讀書。一到了下午，就幹農活、鍛鍊。早上用陰力，下午用陽力。早上的氣會往上升，就像草木冒出嫩芽。晚上氣又收到根部。清晨之氣最佳，氣力不自覺地就升到腦部，因此，古代皇帝都是早朝時決斷國家大事。陽力和陰力要平衡，古人說「讀萬卷書，行萬里路」，陰陽調和才能百病消。

有個做茶葉生意的老闆，血糖值為每升二十多毫摩爾。我說，你總是坐著，陽力沒用到，身體的陽氣沒發出來。我叫他去那個茶場，和工人一起割草，三個月過後，血糖就降下來了。他說，他那些打麻將的朋友啊，三五年血糖都降不下來，他三個月就好了。

草藥小補帖

田基黃味甘、微苦，性微寒，歸肝、脾經。清熱解毒，利溼退黃，消腫散瘀。用於溼熱黃疸、腸癰、目赤腫痛、熱毒瘡腫；近有用於急慢性肝炎、早期肝硬化、肝區疼痛、闌尾炎、乳腺炎、肺膿腫。外用治癰癤腫毒、外傷積瘀腫痛、毒蛇咬傷、帶狀皰疹。一般乾品30至60克（鮮品加倍），水煎服。外用時，適量鮮品，搗爛敷患處。

⑴治毒蛇咬傷：①田基黃浸燒酒擦之。②鮮田基黃50至100克。搗爛絞汁，加甜酒50克調服，服後蓋被入睡，以便出微汗。毒重者每日服二次。並用搗爛的鮮田基黃敷於傷口周圍。

⑵治疔瘡、一切陽性腫毒：鮮田基黃適量，加食鹽數粒同搗爛，敷患處，有黃水滲出，漸癒。

⑶治乳腺炎：鮮田基黃適量，搗爛敷患處。

⑷治無名腫毒：田基黃葉搗爛加酒敷患處。

⑸治喉蛾：鮮田基黃如雞蛋大一團，放在瓷碗內，加好燒酒150克，同擂極爛，絞取藥汁，分三次口含，每次含十至二十分鐘吐出。

⑹治時行赤眼或起星翳：①鮮田基黃，洗淨，揉碎作一小丸，塞入鼻腔，患左眼塞右鼻，患右眼塞左鼻。三至四小時換一次。②鮮田基黃適量，搗爛，敷眼皮上，用紗布蓋護，每日換藥二次。

⑺治跌打扭傷腫痛：田基黃1斤。清水三斤，煎剩一．五斤過濾，將渣加水三斤再煎成一半，然後將兩次濾液混合在一起，用慢火濃縮成一斤，裝瓶備用。用時以藥棉放在藥液中浸透，取出貼於患處。

⑻治黃疸、水腫、小便不利：田基黃50克、白茅根50克。水煎，分二次用白糖調服。

(9)治單腹鼓脹：田基黃、金錢草各15克、大黃20克、枳實30克。水煎，連服五日，每日一劑；以後加重田基黃、金錢草兩味，將原方去大黃，加神曲、麥芽、砂仁，連服十日；最後將此方做成小丸，每日服25克，連服半個月。在治療中少食鹽。

(10)治溼熱泄瀉：田基黃50克。水煎服。

(11)治痢疾：生田基黃100克。水煎和黃糖服。

(12)治盲腸炎：田基黃400克。加雙料酒適量，搗爛水煎，每日五次分服，渣再兌入米酒少許，外敷患處。

(13)治急性中耳炎：田基黃擂爛絞汁，兌酒少許滴耳。

(14)治晚期血吸蟲病腹水、腎炎水腫：田基黃50至100克。煎服。

第10日

黃荊子

8月7日　晴　湖心亭公園

這味草藥，如果被開發出來，要風靡全世界。

氣閉

天熱的時候，村裡有個人正幹著活，一下子暈了過去，要讓摩托車送去醫院。金昌叔立刻採來三根黃荊子，搗爛，用水灌到嘴裡去，等了一兩分鐘就醒過來了，氣閉之人，可以用它開竅。

還有一次夫妻吵架，妻子怒氣上攻，暈死過去，正要往醫院送。金昌叔趕緊用這個藥搗爛，用水給她灌下去，又讓家裡人幫她捏捏脖子，順順胸口，大喘幾口氣就醒了過來。這種氣悶昏厥，就用黃荊子。

平時容易頭暈目眩的小孩，去軍訓的時候熬這個茶來喝，抗暑能力會大大加強。

少子

有個老農養的豬一胎就只能產三五隻小豬崽兒，

用黃荊子打碎拌在飼料裡，吃上幾個月，牠生出來的小豬崽兒一下子翻倍了，才知道黃荊子有催孕增子的效果，加黃荊子的飼料很受歡迎。

下肢無力

那老農還發現，養的小雞逢到下雨或者天氣不好，照看不好，小雞的成活率很低，養一百隻能剩下五六十隻，怎麼讓牠們百養百活呢？把黃荊子拌到飼料裡，奇跡出現了，成活率大大提高，一百隻能活下來八十到九十五隻。

村裡老一輩養過雞鴨的人都知道，一旦被雨淋過後，一群鴨裡總有三五隻站不起來，如果不讓牠站起來，慢慢地都會發瘟死掉。

我們怎麼讓牠站起來呢？採一把黃荊子的枝葉，大概三五十枝，鋪在籠子裡，它的枝葉芳香化溼，雞鴨腿部的溼氣就會排掉，四小時後，軟腳雞、軟腳鴨又活蹦亂跳。

延伸到中老年人腳軟無力，黃芪配黃荊子，雙黃一配不得了，走路如風。既抗中暑，又能夠補益氣，它有這個神效。

鼻炎

黃荊子味辛能行氣，用手搓一搓，一聞，鼻竅就打開了，這叫作利竅。用黃芪口服液煮黃荊子喝，鼻炎好得快。

夏日咳

夏天，我們經常發現有人咳嗽，黃荊子治療這種咳嗽效果最好，黃荊子帶一點涼性，炒過後變成溫性，用水送服炒過的黃荊子。

有一位老人咳嗽得很嚴重，醫院都治不好，後來聽說黃荊子止咳效果好，就買了一包來，吃完就好了。

哮喘

老人家哮喘，這個藥也會有效。喘得厲害的時候，用白糖和炒過的黃荊子一起煮水喝，下午喝，當晚氣就順了，這是送給老年人最好的禮物。

受驚

我們還發現有些孩子受驚以後，吃什麼藥都不管用，那是氣閉住了。這時除了黃荊子，很難找到其他藥治療受驚，用新鮮的黃荊葉，搗爛，用紅糖水沖服。容易受驚的人，黃荊子加枸杞子，泡茶喝，這就不容易被嚇到。這是一般草藥不具備的功效。

耳鳴

還有耳鳴實證，有些人喝酒或是生氣以後，耳朵嗡嗡作響。用黃荊子泡一壺茶，愈濃愈好，喝了就沒事了。這不是腎虛，是肝火上衝，就會耳鳴。

食積

還有一個孩子，不吃不喝兩三天，喝水得先嗅一下，喝一點點，而且完全吃不進去，為什麼會這樣？肯定下面有堵，就像廁所馬桶為什麼沖不了，肯定是下水道堵了。

我說，用黃荊子試試吧！結果一試就好了，上午喝了一壺，中午就開胃了，下午放了很多屁。單味黃荊子煮成濃茶喝，都還沒放山楂、麥芽、神曲這些消食化積的藥。

古籍上記載，黃荊子能消食下氣，把腸道裡多餘的積滯消滅掉，讓氣順下來。黃荊子專治夏天消化不良又口渴。

有家人的孩子連續半個月口臭、口乾，吃飯也不香，他媽媽不斷換菜樣，就是沒有夾菜的欲望。中醫講脾主欲，脾消化得好，食慾就會強，沒有食慾是脾不肯動了。

媽媽以前找我治過風溼，就問我能治嗎？我說，小孩子的病，用黃荊子與金不換，黃荊子一把煮水，臨出鍋時加幾片金不換。吃了一次，晚上就餓得暈頭轉向找東西吃，它消食化積之功不容忽視。

只要你聞過一次黃荊子的葉子，你一輩子都不會忘記，能開竅，聞得會開心。吃進肚子裡又可以消宿食，像這種草藥，就等於是四逆散和保和丸的結合。

黃荊子還有一個很漂亮的名字叫五指柑。柑有一個特點，柑橘能疏肝理氣、消食化積，有形的積它可以化，無形的氣它可以消。

小孩子咳嗽有痰，那些痰來自於腸胃，腸胃裡肯定有積食，痰才會吐不乾淨。

第一，不能再吃零食了；第二，用黃荊子加陳皮煮水，喝下去痰少了，咳沒了。

咳嗽帶痰的，先把痰治了，把脾胃養好，咳嗽自然就沒了。有的時候，治咳得治根源，正如「射人先射馬，擒賊先擒王」。

脂肪肝

黃荊子還是治療脂肪肝的第一藥。我爸一個很好的朋友，在我大學期間就來找我看病。那時候他得了很嚴重的脂肪肝，那個肝部包的油，比他的肝還大。

我說，看病可以，但是你每天要是不運動啊，病就很難治。他說，我現在是五百公尺都走不了，就能走一兩百公尺。

我說，你今天走二百公尺，明天三百公尺，後天四百公尺，一天一天地加，一定要風雨無阻。

治病的話，炒過的黃荊子泡茶，愈濃愈好，因為我們是要治病，不是平常的保健品。他吃了一個月，現在走兩三千公尺，氣不喘，臉不紅，一個多月就減掉了十來斤。運動跟這個藥草配合，疑難怪病就好治多了。

頸椎病

中老年人的頸椎病也可以用黃荊子解決，用黃荊子做枕頭，可以祛風除溼、清熱解暑、舒筋活絡，防治高血壓頸椎病，改善睡眠，抗疲勞。

在《草木便方》裡記載，黃荊子「養肝、利竅、堅齒、聰耳、明目」，就是十個字，把這味藥講得淋漓盡致。

黃荊子煮了水去刷牙、漱口，能讓牙齒變得堅固。

就靠「養肝、利竅、堅齒、聰耳、明目」這十個字，開發出的黃荊子茶已經傳到歐洲去了，歐洲的一些草木店裡就可以買到。因為它可以緩解婦女經期前後的不適症狀，以及更年期綜合症。黃荊子的粉劑、片劑、膠囊在歐洲發達的國家廣泛受至女性的追捧。

黃荊子對於中暑、氣悶昏厥、耳鳴、高血壓、視物模糊、鼻塞、牙齒鬆動都有療效。還有，吃煎炸燒烤後的咽喉痛，黃荊子生用煮水，喝下去咽喉就順了。再到胃，消融宿食。可治療脂肪肝炎、膽囊炎，肝膽部的積滯。因此，它號稱保健聖品。

黃荊子也很好種，找一根老枝，插下去就好了，成活率很高的。我們當地人，農忙時，在大太陽底下拼命幹活，都是要事先喝黃荊子茶。我們這兒的婦女坐月子，地裡就有月子樹，山蒼樹算一個，黃荊樹，還有楓樹，都是客家人坐月子，婦女每天洗頭洗澡必用之物，可以預防產後頭風、頭痛。

山村百姓比較淳樸，他們會把黃荊子作為禮物送給親戚好友，貴如黃金。

最後，記住五個字——「黃荊子濃茶」，治病要用濃茶，保健就常規量泡著喝。不久的將來，這茶會成為新型的健康飲料。

風邪致病

有些人莫名其妙渾身不舒服，不知道哪裡出了問題。凡是這裡、那裡不舒服的都屬於風，風者善行而數變。黃荊子能祛風，再加上大棗一起煮水，能培土。喝上三四天，那種走竄痛的不舒服就都解開了。

醉酒頭痛

有的人喝多了酒，頭痛，就用我說過的「解酒方」——黃荊子濃茶，可以迅速解酒消氣，第二天頭就不會痛了。

中暑

黃荊樹有急救之功。如果夏天中暑，在清晨摘7或9片黃荊樹葉的心，取陽數。嚼一嚼吞下去就好了，這就是金昌叔的經驗。

胃痛

治療胃痛，要用炒過的黃荊子，炒香能健脾，磨成粉，會喝酒的兑酒沖服，不然就用溫水送服，吃二次胃痛就好了。急性胃痛患者一次服用5至6克。

溼疹

對付溼疹，砍一大把黃荊子的樹枝煮水，煮出來的水是綠色的，拿來泡洗，連用三五天，溼疹就好徹底了。

胸脅脹痛

如果是輕度的胸肋脹痛、乳房脹痛，直接橘子葉，還有心煩失眠，就要加黃荊子。因為諸子皆降，黃荊子本身就有辛散中帶有降濁的作用，同時集齊升清降濁於一體，像太極。吃下去鼻竅會開，微微有點出汗，又能夠降濁，大小便會排得更順暢。

草藥小補帖

黃荊子味辛，性涼，歸肺、胃、肝經。祛風解表，理氣止痛，消食，用於傷風感冒、咳喘、胃痛吞酸、消化不良、食積泄瀉、疝氣。

《玉環志》：「消食下氣。」

《草木便方》：「養肝，利竅，堅齒，聰耳明目。止帶濁。療風痹，頹疝。」

《廣州植物志》：「祛風、滌痰、鎮咳。用代茶葉，有解暑之功。」

《南寧市藥物志》：「溫經散瘀，解肌發汗。治感冒、瘧疾、哮喘。」

《四川中藥志》：「養肝除風，行氣止痛。治傷寒呃逆、咳喘、食滯、小腸疝氣及痔漏生管。」

(1) 治傷寒發熱而咳逆者：黃荊子。炒，水煎服。

(2) 治哮喘：黃荊子2至5錢。研粉加白糖適量，每日二次，水沖服。

(3) 治肝胃痛：黃荊子研末，和粉作團食。

(4)治胃潰瘍、慢性胃炎：黃荊乾果1兩。煎服或研末吞服。
(5)治膈食吞酸或便祕：黃荊果實5錢。水煎或開水泡服，早、晚各服一次。
(6)治痔漏生管：黃荊條所結之子（炙炒為末）。每服5錢，黑糖拌，空心陳酒送服。
(7)治痘疹空殼無漿：黃荊子（炒黑為末）1錢，酒漿調服；虛者，人參湯加酒漿二三匙。
(8)咳嗽吐痰：黃荊子（微炒）研末。每次服2錢，每日服三次。
(9)哮喘：黃荊子3錢、蟬蛻5錢。水煎服。
(10)瘧疾：黃荊葉2兩。煮水代茶飲，連服七日。
(11)中暑嘔吐、腹痛、腹瀉：黃荊葉3錢、藿香3錢、扁豆衣4錢。水煎服。
(12)風溼關節痛，腰痛：黃荊子1兩、雞血藤5錢、牛膝4錢，豨薟草5錢。水煎服。

第11日

馬齒莧

8月8日　晴　五經富公園

客家人很厲害，平日裡已經沐浴在草藥文化中了。平時喝的涼茶，都有草藥的影子在裡面。我發現還有的餐館常泡麥芽茶，消食化積、疏肝解鬱，但是它比不上黃荊子有清心除煩的功效。

今天要講的草藥，基本上在我們南方，客家小鎮沒有不知道的，家喻戶曉啊！

它根是白色的，能夠降肺熱；莖是紅色的，能疏通心腦血管；葉是綠色的，能清肝火；花是黃色的，可以清腸道的溼熱；籽是黑色的，能夠提高生育力，增強腎功能。

五色俱足，所以又叫五行菜（馬齒莧）。

腸炎

我治療過一例腸炎反覆發作的患者，發作起來痛得飯都吃不下。我就想到萬山老師的案例，就去拔馬齒莧（客家人叫老鼠耳）來煮水，連喝兩個月，把幾年的腸炎澈底根除掉。

當我碰到這個病例，我說，不用著急，就用馬齒莧煮水。他眼睛是黃濁的，尿也是黃的，知道他身體肯定有熱。馬齒莧一次用100至150克，煮得愈濃愈好，喝下去，就像腸道的清道夫一樣，把濁氣、黏痰掃下來。

蚊蟲叮咬

在山裡偶爾會被蜜蜂螫，或被蟲子咬。將馬齒莧搗爛，外敷，感覺涼涼的，那些麻、癢、痛就消掉了。古籍上記載馬齒莧搗爛取汁塗抹，可以治療蜈蚣、蠍子、毛毛蟲、蜂螫傷。

到野外首先要識得馬齒莧，不怕蟲咬傷。

瘡

馬齒莧乃治瘡能手。一個患者的屁股長了個大瘡，醫生說必須開刀，他一聽到開刀就心生畏懼，但是沒辦法，他發熱到40度，立刻坐上大巴回到這裡。

我說，趕緊去拔一大把馬齒莧搗爛成泥，外敷能拔熱毒，一旦這團藥泥變得溫熱了，立刻換另一團。

第一天，瘡就縮小一半，體溫也正常了。然後，他母親到處去找馬齒莧，冬天馬齒莧比較少，周圍的馬齒莧通通讓她採光了。敷到第十天，澈底好了。

因此，治病要有打持久戰的思維，別看這病要十來天才治好，看似很長其實很短，好得澈底。

導致瘡腫的病因有二個。一是嗜食膏粱厚味，平日裡大魚大肉，足生大疔；二為久坐，氣血散不開，聚於極處就成瘡腫。歸根結底，瘡是氣鬱的產物，沒有氣鬱就沒有瘡腫。

馬齒莧能夠蝕惡瘡，古籍上記載將它搗爛敷之可以治多年惡瘡。除了急性惡瘡，多年的慢性惡瘡它也能治。馬齒莧的汁煎湯來熏洗患處，適用於肛門腫痛。可以用馬齒莧做餡包餃子吃，讓體內還沒成瘡的熱毒，不知不覺地被清出體外。就是吃起來不是很美味，但效果很好。

膀胱尿道炎

小便澀痛、尿血，一般會先想到車前子，卻不知道馬齒莧更妙。上次在義診途中，有個村裡的老農過來，他患有膀胱尿道炎，尿痛帶血，抓藥不方便。

我就告訴他，識得馬齒莧吧，去拔來煮水，先喝上三天。

等他再來的時候，告訴我他已經全好了。總共煮了半斤的馬齒莧，喝完水又當菜吃，很管用。

帶狀疱疹

帶狀疱疹是身體毒瘡往皮膚上面發，有些人覺得很不好治。我去揭陽的拱成老先生那裡，每年要治療很多帶狀疱疹，就用雄黃跟白礬製成外用的膏藥。

潮州潮汕人，他們居住海邊，吃魚蝦蟹等肥甘厚膩的食物很多。

而我們呢，在帶狀疱疹初起的時候，去找馬齒莧搗爛，加點花生油調在一起，敷在患處，帶狀疱疹一出來立刻敷上去，好得就快。

如果是很厲害的帶狀疱疹也沒關係，一個人打它不過，可以派兩三個人一起上。加上槓板歸(就是家裡講的犁頭草)，農場滿地都是，它渾身長滿刺，搗爛了外敷，立刻清涼。它渾身上下都是刺，有刺能幹什麼？有刺可拔毒、可穿破、可祛風。凡是治療搔癢難耐，一定要去找帶刺的藥。有孔能利水，凡是小便不通利的，要找那些有孔的。有毛能祛風，像帶毛毛的臭風草，吃下去肚子咕嚕咕嚕地叫，就會排幾個屁。

馬齒莧與犁頭草搗爛敷在患處，本來熱辣辣的痛，馬上清涼，這是外用神器。五經富鎮上外科草醫很多，基本上村村寨寨都有。他們治療無名腫毒、瘡毒，他們的拿手絕活就是馬齒莧跟犁頭草，當然還有其他方法。

火丹

小孩子有一種很奇怪的病，叫火丹。體表長出一個包來，這個包又紅又硬，就是火丹。就找馬齒莧搗爛敷上去，多敷幾天，它會一天變小一點。如果還發熱，把馬齒莧的汁兑蜂蜜喝下去，熱退了，火丹也消掉了。

體表長火丹、疱、脂肪瘤，它們的「大本營」就在腸胃，腸胃的黏油洗乾淨，它們就失去了後力供援。因此，治瘡不治瘡，要治腸胃。

有些人手上長瘡，我說，是你胃的問題，我摸到你的脈，胃有很多黏油，油乎乎的。

他說，我是來治瘡的，我不治胃。

我說，我不跟你講。開了排胃部汙濁的藥，一吃下去，排出來黏糊糊的大便，黏在廁所沖都沖不下，吃到七八劑的時候，排的大便終於不黏了。

合谷穴長的瘡，是胃腸裡頭的黏膩發在體表，要把胃腸洗乾淨。胃腸虛弱的人，要忌魚、蝦、奶、雞蛋、韭菜、葷腥等。說白了，就是要喝著白粥配鹹菜。擊潰敵人，最快速的方法不是正面衝突，而是斷他的糧草。

所謂，兵馬未動，糧草先行，糧草一斷，萬眾立散。

身上長瘡，就吃素一個月，看看誰先餓死，肯定是那些「瘡」先餓死。因為，「瘡」就喜歡肉、奶、蛋，喜歡辛辣。

國外有飢餓療法，而我們的古籍裡就有，大概就是患了頑疾，讓自己餓著，抵抗力反而會變強。

黃疸

有些人黃疸，急著送往醫院。其實還有一個辦法，採新鮮馬齒莧200至500克，煮水，大量地喝，黃色會慢慢地褪掉。

上次有一個臉黃、眼睛黃的患者，我跟他講，回去吃中藥期間，再去田裡拔馬齒莧煮水吃，要是覺得酸酸的有些難吃，就兌一點蜂蜜。

他第二次複診時，黃色褪掉一半，第五次來的時候就全好了。

肝炎

有些人說，怕得B型肝炎等傳染性肝炎。平時要是保持腸胃乾淨，病毒都很難親近，就像乾淨的家裡，蚊蟲是很少的。馬齒莧平時熬湯水來喝，可以預防各種傳染性肝炎。

草藥小補帖

馬齒莧性寒，味酸，能清熱、解毒、消腫，主治熱毒瀉痢、熱淋、尿閉、赤白帶下、崩漏、痔血、瘡瘍癰癤、丹毒、瘰癧、溼癬、白禿、痢疾（大便半乾半稀）、熱毒血痢、癰腫疔瘡、溫疹、蛇蟲咬傷、便血、崩漏下血。

《日用本草》：「涼肝退翳。」

《滇南本草》：「益氣，清暑熱，寬中下氣，潤腸，消積滯，殺蟲，療瘡紅腫疼痛。」

《本草綱目》：「散血消腫，利腸滑胎，解毒通淋，治產後虛汗。」

《生草藥性備要》：「治紅痢症，清熱毒，洗痔瘡疳疔。」

(1)治血痢：馬齒菜（切）2大握、粳米3合。以水和馬齒莧煮粥，不著鹽醋，空腹淡食。

(2)治產後血痢、小便不通、臍腹痛：生馬齒菜（搗，取汁）3大合。煎一沸，蜜1合，調服。

(3)治小便熱淋：馬齒莧汁服之。

(4)治赤白帶下，不問老稚孕婦悉可服：馬齒莧（搗絞汁）3大合，和雞子白1枚，先溫令熱，乃下莧汁，微溫取頓飲之。

(5)治闌尾炎：生馬齒莧一握。洗淨搗絞汁30毫升，加冷開水100毫升，白糖適量，每日服三次，每次100毫升。

(6)治多年惡瘡：馬齒莧搗敷之。

(7)治蛀腳臁瘡：乾馬齒莧研末，蜜調敷上一宿，其蟲自出。

(8)治耳有惡瘡：馬齒莧（乾者）1兩、黃柏（銼）0.5兩。搗羅為末，每取少許，綿裹納耳中。

(9)治小兒火丹，熱如火，繞腰即損：杵馬齒莧敷之，每日二次。

(10)治肛門腫痛：馬齒莧葉、酢漿草等份，煎湯熏洗，每日二次。

(11)治蜈蚣咬傷：馬齒莧汁，塗之。

第12日

鬼針草

8月9日　雨轉晴　五經富公園

今天，我們要講一味非常精采的藥，它通上徹下，從頭到腳的壓力、炎症，都能夠疏通。它可以清熱解毒，治療一切炎症；活血化瘀，治療跌打損傷；疏風解表，治療外感邪氣。它還可以利尿、止痛消積……

闌尾炎

這味藥又叫盲腸草，為什麼有這個名字？盲腸發炎引起高熱、腹痛，這味草藥採來250至500克煮水喝，腹痛就解除了，會排出汙垢來。

它又有一個別名叫清胃草，可以清除腸胃的汙垢。現在，城裡人很喜歡採這味草藥當野菜吃，因為它本身就是一味野菜。

風熱感冒

我們當地人用這味草藥治療風熱感冒，西山村有一個鼻塞頭痛、渾身痠痛的患者，問我怎麼辦。

我說，你不用吃藥，就採這味藥，拿來煮水熏蒸。熬水倒在桶裡，把頭就伸到桶裡，用毛巾把頭蓋上，帶著藥性的蒸氣一熏上來，從頭到腳唰唰出汗，鼻子也通了。毛孔通則鼻通，一通百通，以後我們會有一本書叫《一通百通》，專門用汗法通鼻竅、開毛孔，解除百病。

為什麼叫它鬼針草？這裡有三個意思。一是它會神不知鬼不覺地沾上你的褲子衣服；二是人體的汗孔又叫鬼門；三是其「針頭」會分出兩個叉，像鬼夜叉。

腎炎

上次碰到一例腎炎患者，排尿不順暢，口乾口苦，頭暈。

我說，你用鬼針草煮水來熏洗，再喝濃濃的一碗，小便順暢地就排出來了，用汗法可以讓小便通暢。

中醫把這個治法叫提壺揭蓋。把壺蓋打開來，茶水才會從下面流出來。我們潮汕泡工夫茶，把上面的壺塞摁住，水就流下不來，手一放開，「唰」地就流下來了。

盆腔積液、卵巢囊腫，這些病大都是婦人久坐在冷氣房、不愛運動、不常出汗，水液排不出去，在體內就形成水飲、包塊。

腸癰

鬼針草，味甘微苦，形狀像針，能開破。腸道裡頭的癰腫，它就可以破開來，因此，腸癰要用到鬼針草。

高血壓

人體的血管如果變窄，壓力就會變高。就像摁緊水管的時候，壓力變大，水可以射得更遠。治療高血壓的草藥，要能夠把血管通開；很多高血壓患者會頭痛、頭暈，因此還需要有止痛的功效；還要能消腫，因為高血壓的好多原因是水腫；還要消食積，因為肚腸裡的積滯，就像壓住水管的石頭，要清乾淨；得了高血壓的人，愛發脾氣，面色難看，那是氣血不夠通暢，還需要有活血化瘀的功效。

有位醫生就想到，要通過疏通血管，消腸胃的積滯，開汗孔，讓血壓降下來。鬼針草最合適。於是，拿來給他朋友試吃。吃了以後，人不煩躁了，睡眠質量也好了，半年後血壓依然很平穩。他決心把這個簡、驗、便、廉的方子公布給大眾。

這個方子是由三味藥組成：鬼針草10克、山楂5至10克、大棗10枚。這個小泡茶方，需要長期服用。

山楂能軟化血管，消除腸胃積滯。鬼針草疏通血脈，發散邪氣，利尿。很難找到一味藥，同時具備發汗、利尿、通便三大功能。

便祕

部分中老年人大便不通的原因有二個，一個是腸道不蠕動，第二個就是皮膚毛孔不開。

有個患者好奇怪，他一直便祕，有一次得了感冒，去買了感冒沖劑喝，結果不但感冒好了，便祕居然也好了。過了不久，他又便祕，還是吃感冒藥通大便，這樣來回幾次，感冒藥就把他的便祕澈底治好了。

這就是中醫的肺與大腸相表裡。感冒藥大多都是宣肺，肺一張開，毛孔也開了，腸道就會通暢。

老中醫有經驗，番瀉葉、大黃都通不了的便祕，抓上荊芥10克、防風10克、鬼針草10克，代茶飲。喝了就會放屁，大便也會通下來。

這個方子沒有用一味潤腸藥，卻能達到通便的效果，淋漓盡致地體現了中醫醫理。

白血病

有一個朋友在太白山，就是孫思邈蓋茅房、著書立説的地方。據説在那裡生長普通的小草，聞著都跟其他地方的不一樣，太白山是草藥的天堂。

他特別從太白山給老師寄來一蛇皮袋的鬼針草，他説，他們那邊用鬼針草治白血病，它能夠將骨頭裡的髒東西透出體外，它有這個猛勁。

高脂血症

鬼針草降脂的作用是從臨床中體驗出來的功效，降脂三藥加鬼針草效果好得不得了。

現在人飲食太好，腸胃病也多了。逢年過節的時候，醫院的人氣特別旺。逢年過節的時候，要備好曬乾的鬼針草，吃了過量的肥甘厚膩，就泡鬼針草茶來喝。如果又常吹空調容易受風，加點黃荊子，兩味藥配在一起就是絕妙的「節後黃金茶」。

有個患者血脂偏高，食慾還差。我說，你少吃肉。他說，已經很少吃肉，但是血脂還是高。我說，你壓力太大，肝都壓壞了，肝跟腸相連通。

這種情況，要疏通氣機，鬼針草同時具備疏肝和通腸的功效，這是很難找的藥。同時具備疏肝、通腸，是大柴胡湯的思想，它能幫助肝臟排毒。

這個患者血脂偏高已經十來年了，因此，處方裡還加了黃芪。黃芪補氣，排便就有力量了，鬼針草通暢血管，黃芪配鬼針草就是補氣通脈的良藥。

他吃了一個多月的中藥，血脂降下來了，體重減輕了十幾斤。他說，大小便從來都沒有現在這麼通暢過。

患者只要有暴飲暴食的習慣而且情緒容易激動，鬼針草茶加山楂、大棗開下去絕對有效。

山楂酸酸的，酸澀收斂滌汙膿。煮菜的人發現，肉煮不爛，只要丟幾個山楂進去肉就煮爛了。也就是說，我們治療子宮肌瘤、胃息肉、脂肪肝、肝硬化等疾病的時候，在方子裡加一點點山楂。但是，要趁熱喝，涼了效果就差了。就像用熱水洗碗洗得更乾淨一樣，涼水洗不掉油膩。

如果不是大熱的身體發炎，不要輕易去喝涼水，尤其是中午以後不要喝涼水。

金昌叔講，中午以後喝涼水，過了四十歲，手就容易冰涼、沒力。中午以後要喝溫暖的。

大棗甘甜益氣，生肌肉。很多涼茶太涼了，丟幾個大棗下去就能緩解，甘甜益氣生肌肉，吃了有勁。跟山楂、鬼針草配在一起，降「三高」。

我們開藥要分得清陰陽寒熱，然後再用黃荊子、鬼針草。寒的加點生薑，熱的放多一點青草藥，寒熱夾雜又虛的加黃芪、黨參、枸杞子。來來回回就是這幾招，沒有別的，所以你不要學很多，但是你要把一個技能學得很透，變成你的絕技，這個很重要。所謂一招鮮吃遍天下，你一定要學好你那一招。

當時我同學在學校的時候，就專門研究甘草或者白朮，這一味藥寫論文。課堂上，老師半節課把甘草講完，他可以十天半個月寫一篇甘草的論文，哪個典籍講到這味藥、是什麼功效，哪個典籍講它益氣生肌肉，哪個典籍講它清熱治喉炎，哪個典籍還講它可以解毒，哪個典籍講它可以止咳。他通通都學到，他在臨床運用就有很多變化。因此，學問之道不在於多，而在於精，用兵之道不在於泛，而在於良。

草藥小補帖

鬼針草味苦，性微寒，歸肝、肺、大腸經，能清熱解毒、散瘀消腫。用於治療闌尾炎、腎炎、膽囊炎、腸炎、細菌性痢疾、肝炎、腹膜炎、上呼吸道感染、扁桃體炎、喉炎、閉經、燙傷、毒蛇咬傷、跌打損傷、皮膚感染、小兒驚風、疳積等症。

《本草拾遺》：「主蛇及蜘蛛咬，杵碎敷之，亦杵絞汁服。」

《本草綱目》：「塗蠍蠆傷。」

《福建民間草藥》：「散瘀活血，消癰解毒。」

《江蘇植藥志》：「搗汁敷，止血。」

《中國藥植圖鑒》：「煎服，治痢疾，咽喉腫痛，噎膈反胃，賁門痙攣及食道擴張等症。有解毒、止瀉、解熱功效。近用治盲腸炎。」

《泉州本草》：「消瘀、鎮痛、斂金瘡。治心腹結痛、產後瘀血、月經不通、金瘡出血、腸出血、出血性下痢、尿血。」

《閩東本草》：「治腸癰、淋濁、瘧疾、黃疸、小便不利、跌打損傷。」

(1)治痢疾：鬼針草柔芽一把。水煎湯，白痢配紅糖，紅痢配白糖，連服三次。

(2)治急性腎炎：鬼針草葉(切細)5錢。煎湯，和雞蛋1個，加適量麻油或茶油煮熟食之，每日服一次。

(3)治偏頭痛：鬼針草1兩、大棗3枚。水煎溫服。

(4)治胃氣痛：鮮鬼針草1兩5錢。和豬肉4兩同燉，調酒少許，飯前服。

(5)治大小便出血：鮮鬼針草葉5錢至1兩。煎湯服。

(6)治跌打損傷：鮮鬼針草全草(乾品減半)1至2兩。水煎，另加黃酒1兩，溫服，每日服一次，一般連服三日。

(7)治蛇傷、蟲咬：鮮鬼針全草2兩。酌加水，煎成半碗，溫服；渣搗爛塗貼傷口，每日換二次。

(8)治氣性壞疽：鮮鬼針草全草，用冷開水洗淨，水煎湯熏洗。

(9)治金瘡出血：鮮鬼針草葉，搗爛敷創口。

第13日

蒼耳子

8月10日　晴　五經富公園

今天講的這味草藥在嶺南地區遍地都是，它有非常神奇的效果。

你根本不知道要把它歸於哪類藥，說它是感冒藥、風溼藥、通竅藥、止痛藥、殺蟲藥，都對。

它可通鼻竅、發散風寒、祛風溼、行氣活血、療關節痹痛、殺蟲。

腰腿疼痛

我是從一位草醫那裡認識了這味藥。他善於治療腰腿疼痛，每年都有幾十個人找他治腰腿疼痛。我問他怎麼治，他偷偷告訴我去拔這種草，一部分煮水熏洗局部，另一部分煮水喝或是煲骨頭湯。又囑咐我，別讓太多人知道這味藥，會被拔光了。

這味草藥就是蒼耳草，又叫蝨母頭、狗腳跡。岳美中老先生用它來治療痲風病。它的種子叫蒼耳子，不是中藥學教材中的蒼耳子，它們是名字相同、功效相近的兩種草藥。

鼻炎

有一句關於蒼耳子的藥諺很重要，一定要記住：

諸花皆升，唯旋覆花獨降。

諸子皆降，唯蒼耳子獨升。

各類花的藥性都是往上升的，只有旋覆花是往下降的。諸子皆降，是說好多植物的種子，像枸杞子下降到腰部，但是蒼耳子會上衝到鼻子。

我們治療最多的就是鼻炎，受風後鼻塞就加重。有毛能祛風，你看蒼耳子的莖上都是毛，毛毛糙糙就能祛風。

珍仔圍有個小伙子得了鼻炎，在外面沒治好，暑假回來找我。我給他開四逆散和蒼耳子散，再加黃芪、黨參，這十味藥，基本上通治慢性鼻炎。蒼耳子散是蒼耳子、辛夷花、白芷、薄荷，這四味藥都帶有芳香開竅的作用。

蒼耳子帶刺能衝，辛夷花芳香通九竅，白芷止清涕。所有流出來的清白的液體，鼻涕、口水、白帶，用白芷這風藥能令白色的東西止住，因此叫白芷。它還是美白藥，祛臉上的斑，也用白芷。

辛夷花又叫木筆花，它攢了一個冬天的能量，像筆桿子一樣指向天空，再打開一朵花來，這花一柱擎天向天開，吃到肚子裡頭，氣能衝到鼻子。家裡可以備上一瓶辛夷花打成的藥粉，平時只要覺得鼻子癢，快要感冒了，就拿來加上生薑和大棗用熱水一沖，能預防感冒。辛夷花和蒼耳子就像在外面打仗的將軍，生薑和大棗就是糧草，如果糧草補給不上，就算鼻子通了，很快又會堵上。

薄荷有疏風消腫之施，它可以疏散風邪，消鼻子裡的水腫。再加黃芪、黨參，培土生金。

有個小孩子得了鼻炎反覆不好，平時不愛運動，肺活量小。中醫治鼻要治肺，肺開竅於鼻，黃芪、黨參這組藥對能提高肺活量。他回去吃了一週左右，到現在都沒再犯過鼻炎。

蒼耳子炒過後，和辛夷花一起磨成粉，遇見鼻塞流清涕，又打噴嚏不止的患者，就給他一包藥粉，能迅速見效。

偏頭痛

上次有一個偏頭痛一年多的患者，感冒鼻塞了。用酒送服蒼耳子和辛夷花打成的藥粉，誰知他吃了以後鼻子通了，偏頭痛也好了。從此，我認識到治療偏頭痛要開鼻竅，鼻竅開了，血脈會變得寬大。

而且蒼耳子它有一個特點，它能通竅止痛，不單它通鼻竅，它還通九竅。因此治療耳鳴、耳聾，在通氣散裡頭加蒼耳子，其效加倍。

這是一個醫諺藥諺，每個醫諺與藥諺都是醫藥文化世界裡頭的瑰寶，比如「王不留行路路通，婦人服了乳長流」，裡面有大智慧。

巔頂痛

巔頂痛用什麼？用藁本。但是單用藁本治不好的時候，要加蒼耳子進去。朱良春老先生最喜歡用它通督脈上巔頂的功效。

頭巔頂的地方痛得不得了，好多藥都上不去，藁本就可以上，因此蒼耳子是治療頭痛的，像定位系統一樣，直接指向巔頂。

上次，一個人的頭頂被竹子敲到，痛了很久不好。我說，簡單，川芎茶調散，偏正頭痛皆可康，川芎茶調散加蒼耳子、藁本，吃下去痛就好了。

感冒

蒼耳子通督入項部，感冒初起周身痠痛、項強，拔來整棵的蒼耳草，煮水。還不用吃，用蒸氣一熏，鼻竅打開，汗也出來了，當即就好。汗後注意不要吹到風，喝點熱粥。中醫很有智慧，發過汗後，胃就缺水，熱粥喝下去補腸胃的津液。

皮膚搔癢

其在皮者，汗而發之。不管是什麼病，邪氣在體表，首先要讓皮膚出汗。我碰到一例全身搔癢的患者，癢得都沒法正常吃飯，吃口飯，抓一抓，再吃口飯，再抓一下。這種全身走竄性的風癢，要找有毛能祛風的草藥。蒼耳草身上長毛，葉子帶角，蒼耳子渾身都是刺，像刺蝟一樣。整棵草藥帶著種子，拔來煮水洗澡，再加薄荷，洗澡會很清涼、舒服，洗完澡就好了。因此，有些表證，要用溫水沐浴法，溫水能行氣活血、發散風寒、開竅。

有些人說，我也吃蒼耳子，有的時候效果不好。我說，那你吃的時候一定喝涼水了，或者藥湯放涼了才喝，不是趁熱喝的。凡是喝解表疏風、祛風溼的藥湯，溫度要高過體溫，不然效果不太好。

大凡邪氣傷人，遇寒則凝，得溫則行，它碰到寒涼就凝固不動，碰到溫熱就運行通暢。

腸炎

蒼耳子還能治療腹瀉、腸炎。

有些腸炎是細菌、病毒在作怪。蒼耳子配蒼朮，叫「二蒼」，炒過的蒼耳子和蒼朮各10克左右，用來泡茶喝，效果立桿見影。它們都是風藥，能祛風，是腸道裡的「風乾機」。假如，田地裡有小水窪，那風吹過去，乾得就快了。

患者腹部脹，是溼氣，要麼拔這個蒼耳子煮水喝，要麼就用藿香正氣散，風能令水乾。風藥吃進身體，它會在你的肚腸裡頭刮起一陣風，大氣一轉，百病乃散。因此，當你治病沒有思路，不知道如何下手的時候，就在陰陽跟一氣周流上用功，旋轉大氣，可以開一些行氣藥讓他放屁。

這是蒼耳子治療腸炎的獨到之處。

流行性感冒

面對這種流行性感冒（簡稱流感），蒼耳子是最好的預防手段。流感來臨的時候，用炒過的蒼耳子泡茶，或者煮水來喝，體寒的人再加點薑、棗。喝上幾壺後，講話都會比較大聲，那是中氣足了。蒼耳子就好像家裡請的「門衛」，盜賊就進不來了。

中醫厲害之處在於預防，一分錢的預防頂得過一百塊的治療。有人說，中醫都是治小病。我說，是啊，小病不治大病之母，小洞不補大病一尺五，善治小病的人是高手。

發散風寒，單一味蒼耳草的根，30至50克煮水喝，體寒加點生薑、紅糖，有流感治流感，沒流感防流感。祛風除溼，就我剛才講草醫的祕方，也是蒼耳草的根30至50克，煮水，或是煲骨頭湯。治療風溼痠痛，天氣一變化，症狀就加重。

皮膚搔癢的患者，蒼耳子用10至20克煮水喝就行了，治療皮表用輕劑量，輕舟速行。如果是蕁痲疹，再加點紅糖。治風先治血，血行風自滅，紅糖入血分。紅糖配蒼耳草的根，就相當於將軍帶了糧草去打仗。有些人說，吃這個藥覺得有點效果，隨後又發作，那是因為缺少了「糧草」。也可以全草煮水熏洗，治療痱子、溼疹。全草煮水熏洗，加薄荷效果更好，它能開竅。

接下來再講鼻炎，鼻子不通氣。人只要孔竅不通，百病叢生。我們利用蒼耳子開竅的功能，蒼耳子通鼻竅，就能提升你的吞吐量。

上次那個背痛的患者，用四君子湯加了蒼耳子散。旁邊的學生就問，治鼻炎的方子怎麼能夠治療背痛？我跟他講，孔竅閉則痛。

蒼耳子散不單治鼻炎，從頭到腳的痛，它都能治。頭痛加川芎；項痛加葛根；手臂痛加桂枝、桑枝；胸痛加枳殼、桔梗；背痛加薑黃；腹痛加小茴香、厚朴；腰痛加杜仲、枸杞；膝蓋痛加牛膝、牛大力；腳抽筋加淫羊藿、小伸筋草。

我覺得，這個時代，所有人的肺活量都不夠大，肺活量怎麼練呢？用酒送服蒼耳子散，一吃下去，整個人就像飄起來，坐都坐不住。因此，好動的人要少吃一點。中藥用得好，可以輔助練功。

有人問我，你怎麼治病？我說，就三招：發汗、利小便、通大便。就是汗尿便，汗可以排濁氣，尿可以排濁水，便可以排濁渣。工業有三大汙染，人體也有三大汙染，廢氣廢水跟廢渣。

疲勞

上次有一個肝鬱的患者，用玫瑰花沒有效果。我說玫瑰花是個比較小氣的花，身上帶刺，它小轉胸肋中的氣。我們要轉大氣，用蒼耳子散（蒼耳子、辛夷花、薄荷、白芷），吃下去胸肋痛就好了。疏肝解鬱法治不好的問題，可以用發散的方法來治。上次提到一個案例，一個抑鬱的患者感冒，吃了蒼耳子散。他說，這個藥比抑鬱藥還管用。風藥能夠讓人興奮，讓人充滿活力。

下午幹活要努力一點，蒼耳子散和黃荊子煮成湯，大家每人分一壺喝，就像打了雞血一樣，又沒有不良反應。有時候，擔心後力跟不上，蒼耳子散加點生薑、大棗，六味藥喝下去就是抗疲勞的良方。

懶惰的人要開蒼耳子升陽；傲慢的人要開黃連、大黃瀉火下氣。藥用得好，可以品出人生。

一味草藥就這麼好，不要急著學很多，每日一學草藥，把一味藥扒皮、見肉、拉筋、敲骨、吸髓，最精華的都要挑出來。而且，要上升到人生的高度，治病才能真正瀟灑起來。

老師常跟我講，遇到疾病在五臟上轉不通，就從陰陽來思考，五臟生剋皆是虛位，唯陰陽二氣流通，乃為真機。陰陽二氣流通，那才是中醫的大祕密。

患者拖著腳進來，拖泥帶水，下身溼氣重，我立刻就會想到風藥，像蒼耳子、羌活；看到患者走過來，頭部前傾，就知道這人是個急性子，緩急止痛，芍藥、甘草就用上了；神態疲倦的，柴胡用量可以多一點；患者很亢奮、激動，我講一句，患者講五句，芍藥、甘草就可以用量大一點，也可以加枳殼，柴胡配甘草相當於踩油門，枳殼配甘草就是踩剎車。

上次有一個患者說自己渾身不舒服，一身都是病。講得沒完，我這邊藥方已經開好給他了，四逆散加蒼耳子散。過了三天複診的時候，患者樂壞了，渾身都舒服，睡覺好了。

為什麼能夠這樣神奇，因為我覺得人的病就分四種。第一，外面風寒入體，用蒼耳子散；第二，肝氣鬱結，用四逆散；第三，飲食不節制造成食積，用四逆散加枳殼；第四，熬夜玩手機，身心疲倦，用甘草、黃芪、黨參、蒼耳子、生薑、大棗，抗疲勞，增強體能。

四逆散配合蒼耳子散，再加黨參、黃芪，不單單只能治鼻炎，如果懂得靈活運用，從頭到腳的病都能治。吹空調，受風感寒，蒼耳子散重用；食積比較嚴重，加枳殼20至30克，枳殼乃破胸錘，把氣從口降到肛門；常生悶氣，四逆散主之，會毀掉一個人的三種氣，即小氣、怒氣、傲氣，四逆散就專治這三種氣；過度疲勞，甘草配合黃芪，古人講，吃了黃芪和甘草，力氣會從腳底湧出，黃芪配甘草、枸杞子，甘甜益氣生肌肉。

養生就四句話，慎風寒，節飲食，惜精神，戒嗔怒。有句話講得很好，「蓮花有種無人種，心火無煙日日燒」。

蒼耳子能夠透腦止涕。老人健忘，孩子頭腦昏沉、不專心，都是陽氣上不了巔頂，神是虛散的，用蒼耳子、蒼朮、菖蒲泡茶。脾主九竅，蒼朮用之；菖蒲開九竅，益智聰明。

有的時候會給患者開「金標狀元湯」，讀書不上進、成績差的小孩，吃了成績會好一點，但是只能好一點，自身的努力占九成，藥力只占一成。用於孩子聰明益智方面的，通過開竅、除溼，好像清風掃雲煙，一下就光明了。頭腦的痰濁掃去，人也聰明了。蒼耳子的厲害之處就是能通督、透腦、止涕，驅風寒，除溼。

草藥小補帖

白花蒼耳草，潮汕地區別名：稱為蝨母頭、蝨母球、蝨麻頭、陽菜歸、膠東仔、膠東隻頭、豬母帶、羊母歸、狗腳跡。外地別名稱為蒼耳、蒼耳子、疾頭婆、蒼耳草、老蒼子、白痴頭婆、菜耳、野茄子、蒼刺頭、痴頭猛、野洛蘇、草帶婦、蒼子。本品為菊科蒼耳屬蒼耳，為一年生草本植物。生於田野、山坡、荒地、村房、路旁或人工栽培。

蒼耳草性辛、苦、性溫，有小毒。內服發汗通竅、散風祛溼、解毒止痛。外用止癢、消炎、排膿。入肝肺經。主治風寒頭痛、菌疾、腸炎、傷風感冒等。

(1) 治風熱、傷暑感冒：蒼耳草莖、葉各30克、野菊花10克、大青葉20克。水煎服，每日一劑，分二次服，連服二至三日；或蒼耳草根30克，水煎，沖紅糖服。

(2) 治過敏性鼻炎、副鼻竇炎：蒼耳子3克，研細末，少量吹入鼻腔；另用荊芥適量研細末，每次10克，生薑湯沖服，每日服三次；或用蒼耳草子適量，炒去刺，研細末，每次3克，開水沖服，每日服三次。

⑶ 治風溼性關節炎：蒼耳草根30克。加豬骨共煮，飲湯吃肉。

⑷ 治腸炎、菌痢：鮮蒼耳草全草60克。加水八百至一千毫升，共煎至五百至六百毫升，每日分三次飲服。

⑸ 治頭風痛：蒼耳草根30克，豬瘦肉共煮飲湯吃肉。

⑹ 治過敏性鼻炎：蒼耳子適量，洗淨，炒黃，研成細末，用開水沖服，每次5克，每日服三次。

⑺ 治蕁麻疹：蒼耳子適量。水煎，洗患處，每日一劑。

本品內服常用量全草或根生品15至60克，乾品10至30克。枝、葉外用適量。

第14日

紫蘇

8月11日　晴轉雨　五經富公園

每一味藥都有它最亮麗的一面，比如說前面講的蒼耳子，《藥性賦》說，金櫻子兮澀遺精，紫蘇子兮下氣涎，蒼耳子透腦止涕。我今天就要講紫蘇子。

解毒

紫蘇這味藥，日本人對它推崇到了極致。日本人常將生魚片和紫蘇葉一起食用，去除腥濁惡臭。

我跟大家講個案例。有一個患者腿腫，怎麼也治不好，不知道什麼原因。細問之後才知道，最近池塘裡抓來的魚多得吃不完，頓頓把魚當飯吃，沒想到豐收也是福中含禍。魚生痰肉生火，青菜豆腐保平安。痰溼都凝聚在下半身，腿腫了。於是，用紫蘇100克，加上一把生薑，煮湯喝。

他說很好喝，喝第一碗的時候，就覺得有希望了。喝到對證的藥，患者身體會有歡喜、舒服的感覺。連喝上三天，腿腫消掉了。因此，治療腿腫不一定採用利水法，或是補氣法，也可能是魚蝦蟹中毒，紫蘇正好能解魚蝦蟹之毒。五經富的百姓喜歡在田頭、家外都種上紫蘇，平時用它來熬湯。

除此之外，紫蘇還有兩大功效—寬胸理氣、發散風寒。它是一個作戰能力很強的藥，上可解表、中可解鬱、下可解毒。

它性辛溫，能解香菇、田螺這些食物的寒毒。中醫看待「毒」，首先要分寒熱陰陽，像魚蝦蟹生長在陰溼的地方，產生的毒叫寒毒。

比如上次，有一個人從山裡採了很多蘑菇來吃，他胃腸又不好，腹部徹夜都在痛。來問我該怎麼辦？他家裡沒有附子理中丸，但家門前正好種了紫蘇。用紫蘇加上幾片生薑煮水，喝一杯下去，痛就沒再發作了。

一個郎中的醫術普普通通，但見地獨特，他治病就用平胃散加紫蘇。我問他，你怎麼都是這個思路？他說，來找我的患者大都是久治不好的，身上都是藥毒和食物的毒，我用紫蘇解毒，用平胃散恢復脾胃的功能。

平胃散配紫蘇是一個經典的配伍，它專治飲食不節引起的百病。這是一個時代病，悟透這個時代普遍的病因，治病會變得輕而易舉。

就像陳厚忠老先生曾經對我說，我現在六十多歲，看病思維比年輕人還敏捷，看病很輕鬆，如果得其要領者，易如拾芥，就像彎腰拾草那麼容易，不得其要領者，難如登天。

老先生又說，我們這個時代的人普遍容易發脾氣，飲食不節制，熬夜損精神，愛吹空調和不愛運動。患者來了，就觀察他哪方面嚴重。容易發脾氣，用四逆散；飲食不節制，用平胃散；損傷精神，用四君子加腰三藥（川續斷、杜仲、桑寄生）；外感風寒邪氣，用香蘇飲。

流鼻涕

紫蘇還有發散風寒的功效。在珍仔圍義診的時候，有個小孩子，睡覺沒蓋被子，現在，鼻涕一直往下流。我直接讓他家人回去煲一碗紫蘇葉金不換生薑湯，紫蘇葉、金不換和生薑三味。這孩子以前不愛吃藥，但一喝這湯藥就喜歡上了，病也很快就好了。紫蘇芳香開竅、除溼，有些人溼氣重，整天都很疲勞，用紫蘇就可幫助他們恢復精神，這點是一般藥書上沒寫的。

厭食

另外一例深圳來的患兒，不愛吃飯，吃了消積茶、保和丸都不管用，就告訴家長回去給孩子喝香蘇散，之後就愛吃飯了。這個患兒容易跟家長賭氣噘嘴，有香附就管住了，香附乃氣病之總司，以後我們會講它是氣病神藥，吃下去氣就消了。這個孩子又很喜歡吃零食，有紫蘇、陳皮管疏導飲食積滯。她還容易疲勞，用甘草和紫蘇葉相配，芳香理氣、醒脾提神。

香蘇散還有一個特別的功效，平常脾氣不好、愛生氣的人突然受風寒感冒，用它治療效果最好。

咳痰

再談紫蘇對呼吸系統的作用，它可以減少吸菸帶來的不良反應，如果古書讀得透，就會悟到這一點。

紫蘇是如何解菸毒的呢？古書上有講：「金櫻子澀遺精，紫蘇子兮下氣涎。」就說遺精、遺尿，用上金櫻子就收住了，有個八十多歲的老阿婆尿失禁，單用金櫻子50克，就吃了一劑，尿失禁就收住了。

「紫蘇子兮下氣涎」，紫蘇能把胸肺中的痰濁、菸油刮下來。有一個孝敬老人的方子叫作三子養親湯，清除老人肺裡的痰濁，都可以用這三子，萊菔子、白芥子、紫蘇子可以從肺一直降到大腸。

有個患者說，不抽菸不行，但是到晚上就愛咳嗽，咳出的痰是灰色的。綠痰、黃痰還好治，灰痰就很難治了。

綠痰是肝之色，用百部；黃痰是脾胃之色，用竹茹；灰痰、黑痰是腎之色，屬於老寒痰，用紫蘇加生薑泡茶葉喝。

泡茶喝了一週，晚上不咳，痰也少了，紫蘇葉居然可以止咳化痰，這是多麼讓人驚喜的臨床療效。這個時代，呼吸系統疾病實在太多，紫蘇是很安全的中藥，如果患者體質偏熱加薄荷，偏寒加生薑。

中藥的功效遠遠超出我們的知識範圍，紫蘇和蒼耳子都是一藥多能，能力廣泛，千萬不要以為它們屬於解表藥，就只能治感冒。感冒藥可以用來通便、利尿、疏肝解鬱，還可能用來治療風溼關節炎。

醉酒

有人喝完酒後昏昏沉沉，肝臟像昏迷一樣，很悶，氣塞在那裡不肯走，我們就去找能夠讓人甦醒的藥——紫蘇。紫蘇紅得發紫，它就入血分，能把血裡的溼氣化掉，讓醉酒的人清醒。遇上「酒後綜合症」，泡碗紫蘇生薑湯，化溼解酒。

因此，要研究中藥的藥名。紫蘇又叫路路通，可以打通每一條路；王不留行，君王都留它不住。俗話說：「王不留行路路通，婦人吃了乳長流。」

藥後浮腫

紫蘇還有一個非常厲害的作用，有些人用過寒涼藥或是打了消炎針，過後渾身疲倦，一碗熱騰騰的紫蘇生薑湯就可以治療。

上次，有個患者感冒，在醫院靜脈輸液了六天，眼皮腫得眼睛都睜不開了，舌頭伸出來全是白膩苔。我說，原本就是受寒感冒，加上消炎藥也是寒涼的，雪上加霜啊，紫蘇生薑湯就可以春陽融雪。他喝完第一劑，鼻子通了。三劑過後，小便量增多，浮腫也消退了。

我在中醫藥大學的時候，跟一位返聘的老教授出診。他治療脾胃病的患者太多了，他的號很難掛到。當時，我就立志要把脾胃病作為一個突破點，因為脾胃病患者實在太多。

我跟老先生抄方的時候，十個方裡有八個是四逆散加紫蘇梗。我問他，為什麼這麼用？他說，我加紫蘇梗用意很多，發散風寒、解怒氣、化解飲食在腸胃裡產生的毒素。慎風寒、節飲食、戒嗔怒，一味藥同時穿到，這個是一藥多能的。

余浩老師的任之堂有一個祕密，他山莊裡，種得最多的草藥就是紫蘇。紫蘇莖是方形的，莖方通瘀滯，枝圓行血入臟。

紫蘇，一個人體的「清道夫」。

草藥小補帖

紫蘇性溫，味辛，歸肺、脾經。解表散寒，行氣和胃。用於風寒感冒、咳嗽嘔噁、妊娠嘔吐、魚蟹中毒。

⑴用於感冒：紫蘇葉10克、蔥白5根、生薑3片。水煎溫服。
⑵用於外感風寒頭痛：紫蘇葉10克、桂皮6克、蔥白5根。水煎服。
⑶用於急性胃腸炎：紫蘇葉10克、藿香10克、陳皮6克、生薑3片。水煎服。
⑷用於胸膈痞悶、呃逆：紫蘇梗15克、陳皮6克、生薑3片。水煎服。
⑸用於孕婦胎動不安：麻根30克、紫蘇梗10克。水煎服。
⑹用於妊娠嘔吐：紫蘇莖葉15克、黃連3克。水煎服。

(7)用於水腫：紫蘇梗20克、蒜頭連皮1個、老薑皮15克、冬瓜皮15克。水煎服。

(8)用於食蟹中毒：紫蘇葉30克、生薑3片。煎湯頻飲。

(9)用於陰囊溼疹：紫蘇莖葉適量，水煎泡洗患處。

第15日

桑葉

8月12日　晴　五經富公園

上回的紫蘇既是野菜，也是藥物，今天講的這味藥，也是藥食之品，村裡很多老百姓家裡的門前門後都種了它。它渾身是寶，根可以退虛熱，枝幹可以通經絡、降血壓，葉子發散風熱、清肝明目，果實補益肝腎、安神。

這個藥物就是——桑葉。

目赤腫痛

熬夜傷了眼睛，又紅又痛，用桑葉50克，再加麻黃或者薄荷3至5克，煮水喝。對於急性的肝火上炎導致目赤腫痛，它直接清肝明目。

上次一個高血壓患者，眼睛紅赤疼痛。我說，肝開竅於目，白睛屬肺，這是肝肺火熱，就在周圍找到一棵桑樹，採上百片桑葉，急性的熱證得用重劑，煮水喝下去，第二天睡醒就沒事了。

我們當地的一個草醫跟我說，紅眼病一定要重用桑葉，不重用不足以起功。他家就在學校周圍，上一次流行紅眼病的時候，好多孩子都得了，他一看到這種情況，就熬了四味藥：桑葉、白蒺藜、木賊草、蒲公英。

白蒺藜、木賊草、蒲公英是我們常用的眼三藥，可以清目中熱、降肝火。

便祕

桑葉和黑芝麻搭配在一起，組成一個延年益壽的方子，叫桑麻丸，可以幫助很多便祕的老人。

有一個老年人便祕四五年了，常常一週排便一次，吃了很多藥都沒有效果。這不是普通的腸燥便祕，他這個人性子急，肺熱上亢，腎水不足，治法要降金生水，潤腸通便。

給他用一大把黑芝麻研磨成粉末，和桑葉50至100克一起煮水，當成飲料喝。單喝這個飲料，就保持他每天排便，中醫就有這個本事。

高脂血症

之前，有一個血脂偏高的患者來找我，帶了一批桑椹過來問我，這是同一棵桑樹結的果，為什麼有的酸，有的甜？

我說，因為位置不一樣，有些站在太陽底下曬得烏黑，有些藏在樹蔭底下。長在東邊或者在頂端的桑果，日曬量最足，味道也可口，胃寒的人吃了都可以暖胃。

血脂高的問題，我叫他用桑葉、金銀花、何首烏各20至30克泡茶，這是首烏延壽丹的變化。喝了以後，血壓、血脂降了，失眠好了，大便也通了。所以，我對這三味藥情有獨鍾。

健忘

有些人上了年紀，容易健忘。腎主骨生髓通腦，用桑椹、何首烏、枸杞子各一把，泡茶喝，可以增強記憶力，還會改善失眠。過年的時候，配幾包茶送給家裡的長輩，喝完了準會再向你要。

咽痛

像怕風、頭痛、咽喉腫痛，這種風熱感冒，常常桑葉和菊花兩味藥泡茶就能搞定。如果咽喉還痛，再加玄參、麥冬、甘草、桔梗，這四味藥是治療急慢性咽炎非常好的組合，北京中醫藥大學的郝萬山教授就很推崇這個方子。

桔梗重用開喉輪，配上甘草，張仲景用來治療咽中腐爛化膿毒。另外，我發現很多咽炎的患者都常熬夜，熬夜的人好失腎水，所以，再加玄參滋腎、麥冬滋肺，金水相生，咽喉就不會乾燥。

高血壓

早年，上海的嚴德馨國醫大師想從中藥裡找出可以長期服用的降壓藥，結果讓他找到了一個桑葉和車前子的泡茶方。中醫學裡有句話，「肺氣肅降，則諸經之氣莫不服從而順行」，桑葉降肺，車前草利膀胱，從上到下，氣就降下來了。

血壓高、尿黃赤的患者就可以用桑葉和車前子各20至30克，煮水，喝下去身體的壓力就為之緩解，尿也會變清澈。

汗證

有些小孩子容易出汗，不管是自汗、盜汗、白天出汗、晚上出汗，這味藥都管用，它是汗證的要藥。

我碰到七八例出汗嚴重的小孩子，除了叫他們吃保和丸，把食積化掉，隨後就用桑葉煮水喝，或者是把桑葉曬乾磨成粉，用白粥最上層的粥油送服，效果最好。最上層的粥油就像粥的表皮，色白入肺，皮毛出汗要用粥油來收。

老年人常見「咳、喘、汗」，就可以常喝白粥上層粥油。

古籍上講，粥油滋陰之功勝熟地。熟地吃了會膩，不消化，還要再加陳皮、紫蘇葉、藿香等去開胃。但是粥油不用，清清淡淡潤五臟。

口乾

有位朋友經常熬夜，接下來的一整天都很疲勞。我就教了他一招：「活」就是左邊是水，右邊是「千」和「口」。要想活命得喝水千口。結果他就坐在那慢慢地喝白開水，大約半小時喝完這一千口。喝完後，他可以感覺到身體裡的津液在運轉，隨後疲勞感消失了。

古代就有一個這樣的案例，有人喝補酒沒有效果，道士就教他千口一杯飲，喝下去腰痠、背痛、頭暈眼花全好了。

上次有一個朋友帶來一個血糖高的患者，晚上經常會渴醒，很多糖尿病的患者都有口乾渴的症狀。我有一招百用百效，桑葉或者枸杞子泡茶，手腳比較涼的用枸杞子，手腳發熱的用桑葉，如果手腳不涼也不熱，它們倆可以搭在一起用，不會打架。

夜盲症

把桑椹曬乾以後泡酒，喝了這個酒，晚上眼睛都會光亮。有些人患有夜盲症，到黃昏的時候眼睛就看不見了，喝了桑椹酒補足肝腎的力量，這個症狀就會慢慢好轉。

草藥小補帖

桑葉味苦甘，性寒，過肺、肝經。清涼散降，用於疏散風熱、清肝明目、清肺潤燥。

《神農本草經》：「氣味苦甘寒，有小毒，主寒熱出汗。」

《本草拾遺》：「桑葉、汁，主霍亂腹痛，吐下，研取白汁，合金瘡。又主小兒吻瘡，細理大釜中，煎取如赤糖，去老風及宿血。利五臟關節，通血氣。」

《日華子本草》：「暖，無毒。利五臟，通關節，下氣，煎服。除風痛出汗，並撲損瘀血。春葉未夭，枝可作煎酒服，治一切風。」

《開寶本草》：「霜後葉煮湯，淋渫手足，去風痹殊勝。」

(1)治太陰風溫，但咳，身不甚熱，微渴者：杏仁10克、連翹7.5克、薄荷4克、桑葉12.5克、菊花5克、苦桔梗10克、甘草（生）4克、蘆葦根10克。水二杯，煮取一杯，每日服二次。

(2)治風眼下淚：臘月不落桑葉，煎湯日日溫洗。

(3)治肝陰不足，眼目昏花，咳久不癒，肌膚甲錯，麻痹不仁：嫩桑葉（去蒂，洗淨，曬乾，為末）500克、黑胡麻子（淘淨）200克。將胡麻擂碎，熬濃汁，和白蜜500克，煉至滴水成珠，入桑葉末為丸屜口梧桐子大。每服3錢，空腹時鹽湯、臨臥時溫酒送下。

(4)治吐血：晚桑葉，微焙，不計多少，搗羅為細散。每服15克，冷臘茶調如膏，人圖香少許，夜臥含化咽津。只一服止，後用補肺藥。

(5)治霍亂已吐利後，煩渴不止：桑葉一握。切，以水一大盞，煎至五分，去滓，不計時候溫服。

(6)治小兒渴：桑葉不拘多少，用生蜜逐葉上敷過，將線繫葉蒂上繃，陰乾，細切，用水煎汁服之。

(7)治癰口不斂：經霜黃桑葉，為末敷之。

(8)治火燒及湯泡瘡：經霜桑葉，焙乾，燒存性，為細末，香油調敷或乾敷。

(9)治咽喉紅腫、牙痛：桑葉15至25克。煎服。

(10)治頭目眩暈：桑葉15克、菊花15克、枸杞子15克、決明子10克。水煎代茶飲。

(11)治搖頭風（舌伸出，流清水，連續搖頭）：桑葉5至10克。水煎服。

(12)治手足麻木不知痛癢：霜降後桑葉煎湯頻洗。

(13)治乳硬作痛：嫩桑葉生採研，以米飲調，攤紙花貼病處。

第16日

金不換

8月13日　晴　五經富公園

這味草藥有十大功效，它的名字叫金不換，俗名叫九層塔，它像寶塔一樣「步步高升」。

胃痛

它芳香定痛祛寒溼，昨天有一個學生胃痛，摘了七片金不換的葉子，嚼爛吞下去，五分鐘後就不痛了，這是庵背村的一個老爺子教我的方法。

之前，那個老爺子腿腫得像蘿蔔一樣，找我看病。我用了四君子湯加黃芪、益母草、川芎，就這幾味藥，當時黃芪我用到80克，吃了半個月腿腫就消了。後來他說，你既然治好我的病，我也傳你一招。不管是吃撐了、氣著了、勞傷了，還是久坐礙胃，就摘七片或十一片葉子。他跟我說得很神祕，我也沒問他為什麼八片、十片不行。

金不換摘來揉爛，兑點紅糖，熱水一沖，喝下去立刻緩急、行氣、止痛。這體現了金不換的一個很重要的功效——行氣止痛。

便祕

前幾天，有一個阿叔便祕，我告訴他吃紅薯可以通便。他說，紅薯呑不下去，感覺阻著氣。意思就是，紅薯吃著不香，不好吃。其實，紅薯對腸胃蠕動是非常好的。

我說，可以讓它變好吃，而且能治療便祕，就是煮紅薯綠豆湯加一二十片金不換的葉子，這是暑天的一道名菜，真是好吃。紅薯一碰上金不換，它就帶著芳香，一下子把咽喉、胃腸打開了。金不換集行氣、消食、止痛於一體。

如果，開發這味藥，從葉子裡提取揮發油製成像糖果，急性胃痛、咳嗽胸痛，吃下去能迅速達到治標止痛的效果，它還沒有不良反應，嶺南五經富鎮的居民，用它煲湯、炒菜，當作香料。

腰痛

素梅婆講，金不換還有一個神奇的功效。被人打傷、撞傷，或者腰、腿部被壓傷。這時用金不換的根煮水喝，能活血化瘀、疏通經絡。它的根就是跌打藥，效果不亞於三七、丹參。

我義診的時候，碰到一個老爺子，腰痛得動都動不了，吃了很多壯腰腎的藥都沒效。我說，壯腰腎怎麼能有效，要舒筋絡，吃了補腎藥沒吃舒筋絡的藥，等於往災區運送了物資，卻沒有把道路打通，瞎折騰，到災區搶救首要任務就是開路。用金不換煮水，送服壯腰健腎丸。

他說，這藥我吃了十盒都沒有效。

我說，你現在吃，準有效。

第二天，他就笑容滿面地跟我說，腰沒事了。

用金不換根煮水送服壯腰健腎丸，治療屈伸不利的腰痛，基本上十拿九穩。不管是寒溼、腎虛，還是經絡堵塞的腰痛，都可以用金不換的根煮水。但是，腎裡長結石，或者其他的類型的腰痛，金不換就沒效了。

口臭

金不換辛香定痛祛寒溼，還能芳香活血化瘀，因此有一個別名叫「香草」。它的葉子很香，有了這個以後不用香水了，將來開發成香水，也是天然香水。香能除臭，前幾天有一個口臭呃逆的患者，口還有點苦，吃了清熱藥沒效果。嶺南人溼氣重，吃多清熱藥胃不肯動，消化道裡腐臭的氣體就往上面走。

我說，你吃了清熱藥，卻沒有吃除溼藥。金不換一把、竹茹30克，煮水。他說，喝了以後，就覺得口中生津，清甜清甜的，喝了三次以後口臭就沒了，比口香糖還管用。

胃裡的溼就像家中的停留水，不清理乾淨，就容易腐臭。金不換把溼氣清乾淨，竹茹能降三焦之氣、平呃逆、消口臭，口乾苦也都沒了。

消化不良

有一個小孩子很喜歡吃螃蟹，吃到皮膚搔癢，一抓都是紅疙瘩，現在飯都吃不下了。高蛋白、高營養的食物吃太多，身體消化不了那通通會變「毒」。就像種菜苗的時候，肥料放多了，它會死掉，這是一個撐死多過餓死的時代。

治療這個孩子，就用金不換配合黃荊子，煮水，喝完食積消了，搔癢也除了。

金不換可以迅速消除飽脹感，炒紅薯葉的時候，加十片金不換葉子，包你吃了還想吃，沒食慾的孩子都會想吃。因為，它是香草，芳香開胃化溼，聞到這個味道，都想多吃幾口，除了極小部分人不喜歡這種香味。

中暑

紅薯綠豆金不換湯是最好的解暑湯。這個湯方在嶺南小鎮傳承了幾百年，百姓日用而不知。素梅婆比我多活了快一個甲子了，她知道紅薯綠豆金不換湯，卻不知道裡面的道是什麼。

大塊頭的紅薯甘甜益氣、生肌肉，它滋潤帶補；綠豆往下走，能讓肝臟、心臟的熱從小便排出去；金不換行氣、解表、活血，能疏通紅薯的滯膩之氣。紅薯養其真，綠豆降其濁，金不換順其性。

如果熱毒很甚，多放綠豆；如果胃口不開，多放金不換；如果腸道不通暢，多放紅薯。

咳嗽

現在，好多孩子一天到晚都在咳嗽，吹空調後咳嗽，喝冷飲後咳得更厲害。因此，要問咳嗽的患者吹風或者喝冷水，咳嗽會不會加重？如果患者說是，就用金不換搗爛，加薑末，煮水，還可以兑蜂蜜或者糖。一般，女人以血為主用紅糖，色紅走血分；男人以氣為主用白糖，色白走氣分。

小孩子咳嗽，如果不是熱咳，就用這個小配方——金不換生薑茶，三天喝下來，就不咳了。或者煮米粥快要熟的時候，放幾片金不換，再調點紅糖和薑絲，給孩子吃，只要是晚上咳嗽厲害的，都管用。

「熱咳三焦火，夜咳肺有寒」，白天咳嗽嚴重，一般是抽菸或者煎炸燒烤吃多上火了，晚上咳得比較重一般是肺裡有寒，胃裡有冷。

老年人一般晚上咳醒的多，老寒胃啊，老支氣管炎啊！只要清晨喝一碗薑絲金不換粥，兑點紅糖，老年人晚上咳減少一半，不用那麼難受。

咳不外乎就是胃裡有寒，或者是肺裡有寒，尤其是慢性的咳嗽。金不換能祛風止咳，生薑能溫中暖胃。

感冒頭痛

感冒頭痛不得了，渾身酸重，要用金不換配生薑、大棗。生薑、大棗是一對很厲害的黃金搭檔，可以補充能量。這兩味藥就是能量二藥，最近疲勞乏力，切幾片薑加幾個大棗，煮濃湯，喝下去勁就來了。

聞了金不換精神百倍，吃了大棗倍力氣，生薑解決沒胃口。淋雨後渾身不舒服，單用金不換也有效。

假如患者疲倦，大棗用到20至30枚；假如沒胃口，就用生薑，再加陳皮，或者炒麥芽、山楂；假如患者一臉別人欠他錢的表情，用金不換和紫蘇葉幫他復甦精神，而且額頭上有懸針紋，橫眉豎眼，給他吃金不換，疏肝解鬱。

病不外乎就是三種，心情不好、胃口不好，還有精神不好。站在這個角度，挑出十味藥，任何患者來都用這十味藥，基本都有效，中醫治病要有這種至簡思維，最好的道理往往是最簡單樸素的。中醫普及學堂的真正願望是讓天下沒有難治的病。

鼻炎

吹著空調、喝了冷飲，或者幹活疲累過後，鼻子會堵住，很難受。在陽臺上種一盆金不換，就沒有這方面擔憂。取五至七片搗出汁來，裝進空的眼藥水瓶中，滴到鼻子裡，芳香開竅。當天晚上睡覺的時候，就不會「嘶嘶嘶」地吸鼻涕。有些鼻塞後出現頭痛的症狀，用了這招，頭痛也好了，一通百通。

大部分的疾病都治鼻子。有人說，這個不是亂來嗎？

我說，人可以三天不吃飯，但是一分鐘不呼吸就受不了。呼吸的排量決定人的體能和生命質量。人的吞吐量就看鼻子，如果他總是覺得吸進來的氣不夠用，那他完了。

氣少則病，氣盡則亡，不可不思，不可不慎。因此，身體覺得疲勞不舒服，就到河邊，迎著太陽深呼吸半小時。每一口氣都吸到最飽滿，吸到進不了氣，再慢慢吐氣，吐到沒氣可吐。尿毒症患者就需要在環境好的地方，不斷地呼吸吐納，這就是祕訣。

鼻子的學問很大，人的鼻竅開則百竅開，鼻竅閉則百脈閉。別把鼻炎看作一個小問題，鼻炎嚴重是大問題。

有一個上中學的孩子，記憶力減退。我看他不是腎虛，是鼻塞。我對他媽媽說，回去用金不換汁滴鼻，再煮紅薯湯給他喝，喝了潤腸通便，肺與大腸相表裡，上面鼻竅開，下面大腸開，精神立刻來。他吃完過後說，還真管用，以前上課容易打盹，現在有精神了。

蟲蛇咬傷

「身藏楨板歸，嚇得蛇倒退。」金不換和楨板歸搗爛後，再加點半枝蓮或者半邊蓮，敷在蟲蛇咬傷的地方，有治療的作用。

前輩倪海廈先生發現，美國的印第安人在蚊子窩裡，還能笑得特別開心，認為他們一定有防蚊蟲的「護身符」，特意去蒐集他們防蚊蟲的祕方，只要塗在身上，蚊蟲一聞到這個味道立刻躲開。

只要把我放到當地，我也可以調配出當地的驅蚊藥。我們掌握了草藥歌訣：「辛香定痛祛寒溼，苦寒清火消炎熱，甘甜益力生肌肉，酸澀收斂滌汙膿。」

像羅浮山的百草油一樣，我們就可以用這些芳香的金不換，還有一些帶刺的草藥，一些白花臭草，搗爛，榨汁塗在身上，蚊子就不想靠近你了。這種療法在未來會受歡迎的，印度那邊做泥浴減輕病苦，我們做藥浴就不得了，到時做好藥汁，像刷油漆一樣在身體上刷。真的很舒服，體臭都會消除，腿腳還會變輕鬆。

風溼關節痛

上次有個風溼關節痛的老人，腿腫著，心臟也不太好。旁邊的朋友告訴我，千萬不要給他開藥，給他開藥就麻煩了，他曾經敲詐過醫生。

我說，你的話我聽進去了，我會讓他覺得不是吃藥。讓他早上熬粥的時候加上幾片紫蘇、幾片金不換和薑絲，他晚上還咳，再加點胡椒。

晚上寒咳的患者，用上胡椒，基本上吃一次晚上就不咳了，夜尿也會減少。吃了椒、生薑、金不換、紫蘇這些溫陽的藥，陰陽化氣就不會一整天往廁所跑，早上一碗粥就解決了。

他喝到半個月再回來，我說，你回來找我扯皮了是吧？他說，不，我回來感謝你，吃了過後，晚上就不會痛得睡不著覺了。

芳香開竅，竅閉了，就會痛，竅開了就不痛。只要患者常生悶氣，還覺得身體痛，煮一碗熱騰騰的金不換粥，加紫蘇、薑絲，吃下去又暖又清爽，像暖心丸一樣。我體會到它能夠祛風止痛，治療風溼。

經痛、閉經

金不換的作用實在太多了，它還是婦科要藥。芳香開竅，不僅可以通鼻，還能通經，治療閉經或者經痛。要用它的根，它的根可以活血化瘀。有人說我喝了薑棗茶還是經痛。

兼具芳香行氣和活血化瘀兩大功效，周身之氣通而不滯，周身之血活而不留瘀，氣通血活，何患疾病不癒？

尿頻

上次義診，有個大叔尿頻，每天晚上跑廁所都在三次以上，吃了補腎藥，還是沒改善。我說，膀胱要氣化，每天早上煮白粥放金不換、薑絲，煮濃一點，吃下去。他吃了以後說，簡直是奇跡！

我說，是金不換的奇跡，是薑絲的奇跡。

金不換是一種很能幹的草藥，「武藝高強」。有的時候一味草藥，講一天也分享不完，但是掌握了道理，三言兩語就會用了。悟透半句多，習來千句少。

真正悟透了，見到金不換這一味帶著芳香味的藥，就知道「芳香」行氣、祛溼、除臭、解鬱、發汗、止痛、化解包塊、醒脾開胃、止咳。

草藥小補帖

金不換味辛性溫，有發汗解表、祛風利溼、散瘀止痛的功用。能祛風止咳，兼有疏風透表作用，可治風寒感冒、頭痛、胃腹脹滿、消化不良、胃痛、腸炎腹瀉、跌打腫痛、風溼關節痛、麻疹不透；外用治蛇傷、溼疹、皮炎等。

《常用中草藥手冊》（廣州部隊）：「清熱解毒，散瘀止痛。治胃及十二指腸潰瘍疼痛、跌打腫痛、神經痛、牙痛、急性胃腸炎、菌痢、上呼吸道感染、咽痛。」

《常用中草藥彩色圖譜》：「健胃止痛，消腫解毒。」

《常用中草藥手冊》（廣州空軍）：「治肺結核、癰瘡、膿腫、消化不良、口腔炎。」

《文山中草藥》：「治胃痛、腹脹、腹瀉、瘧疾。」

《常用中草藥手冊》（南川）：「治對口瘡及燙火傷。」

⑴治風嗽：金不換心7個。切碎加食鹽少許泡稀粥服。

⑵治解螺蚌毒：金不換葉炒螺蚌作香料，適口解毒。

⑶治風寒感冒：金不換葉15克、蔥白3莖、大蒜3只。共搗爛，拌熱粥服食。

⑷治跌打腫痛：金不換葉適量，搗爛，加酒適量，蒸熱，內服藥；液少許，藥渣外敷患處。

⑸治蛇咬傷：金不換20克、寮習竹9克、七星劍、半邊蓮各15克、七葉一枝花10克。水煎沖酒服。

第17日

茶

8月14日　晴　五經富公園

保健飲品裡的「大哥大」——茶，任何一味草藥都沒有辦法跟它比肩。茶最厲害的一點就是「神農嚐百草藥，一日遇七十二毒，得茶而解之」。就是說茶葉解毒。

五經富是「茶葉之鄉」，有一片種茶的山場，朝向東南，常年被雲霧籠罩，這裡種的大洋茶沐浴在雲霧裡，陽氣又採得很足，陰陽和合百病消除。

傷食

有一次參加紅白喜事吃得太多，過後一直腹脹，不想吃飯。這從中醫的角度來看是「濁陰不降，清陽不升」。茶葉剛好具有同時降濁陰、升清陽的功效。

茶葉，葉能夠往上走，清利頭目；味道苦甘帶澀，能夠往下降，通利二便。

治療傷食，要再加點山楂。單純茶能消脂化膩，加上山楂這個功效會翻倍。山楂茶專治暴飲暴食引發的疾病，像脂肪肝、高脂血症。綠色的茶走氣分，紅色的山楂走血分，要清楚血管裡頭的油膩，還得借助山楂入血脈。

喝完以後，胃口就開了。又堅持喝了一個多月的山楂茶，配合鍛鍊，體重從一百七十多斤變成一百五十斤左右。喝了山楂茶，再加邁開腿一走，會加速脂肪的消解，因為山楂還有活血化瘀的作用。

我們這有一種「消積茶」，傳承了三代人，是一個老爺子傳給我的，製作工藝要花半年的時間。此茶以茶為特色，加入薑、山楂、砂仁等藥材製作而成，可開胃健脾、和中下氣。揭陽的很多養生館都在賣這個茶，二百元一包，茶葉本身就要幾十元，再加上藥物和工藝，還要再放在地裡熄火半年，那個時候才可以拿出來用。

他看到我在古寺裡義診就說，要送給我幾包茶。然後他說，看你義診，我也想要做一份功德。

食積發熱

有一個孩子發熱十多天了，高的時候40度。這個孩子吃了消炎藥，熱退下去一陣，又熱起來，反反覆覆。這是爐煙雖熄，灰中有火，要把「灰」清掉，也就是中醫常說的，「見熱莫清熱，要除肚中積」。

我就給他包上二劑消積茶，回去喝完一劑，熱退了，二劑下去，胃口開了。

就像北京的一個案例，小孩子發熱超過40度，反覆發熱，往來寒熱，有個老先生開了小柴胡湯，一喝就好，但是回到家又發熱。

那個老先生說，我辨證精準，這病不可能治不好。結果一問，這小孩子晚上不吃飯，愛喝牛奶，吃零食。是食積，腸胃消化不了身體就發熱。

發熱是人體的自救反應，一個人不會發熱，就失去了燃燒垃圾的能力。因此，東西吃進肚子裡，如果覺得手腳溫暖，是好東西，如果覺得手腳都發涼，就別再吃了。

做天難做四月天，蠶要溫和麥要寒；
行路望晴農望雨，採茶娘子望陰天。

這首詩說做人很難，我們用藥也很難，要分清寒熱陰陽，辨別表裡虛實。

這個老先生讓小孩晚上就喝粥配蘿蔔乾，再喝小柴胡湯，才沒有再發作。

小孩子最常見的就兩個病，第一個是受風，第二個是傷食。只要做出一款茶，喝了能祛風，又可以消積，就能預防、治療很多兒科的疾病。

這個消積茶除了小孩，還適合消化不良、脂肪肝、「三高」的人群，一小泡喝下去，飢餓感很容易就出來。山楂、砂仁和生薑，有薑和砂仁暖中，喝了也不會傷胃。如果沒有這個「消積茶」，用一撮茶葉配黃荊子，黃荊子芳香祛風，茶能苦降消積，兩相結合，這是真正的「黃金茶」。患者的舌根部白膩黃垢，都是腸道裡頭有積的表現，就適合喝這個茶。要注意，有病則病受，無病則人受。沒有病的時候喝這個茶，它就要消耗元氣了。

河對面河畔公園的建築商喝的茶既濃又多，喝得中氣下陷，胃下垂、脫肛。他問我該怎麼辦。我說，趕緊用五片紅參泡水喝。五片紅參就能解決了他口流清水、手腳發涼、消化不良的症狀。

歷史上，能被我們稱為茶中仙的人物，陸羽算一個，還有一個叫盧仝。盧仝寫過一首茶詩，他說，「一碗喉吻潤」，就是一碗到喉嚨，滋潤喉部；「二碗破孤悶」，就是第二碗疏肝解鬱，讓人暢快，茶青取苗尖，有一股少陽之氣入肝膽；「三碗搜枯腸，唯有文字五千行」，就是說讀書人要喝三碗，三碗就可以化胃腸道裡的積滯，降濁升清，腹中詩書才能彰顯出來；「四碗發輕汗，平生不平事，盡向毛孔散」，就是四杯茶水過後，出點微汗，氣也順了，不吐不快的心煩事，就會吐得很快了；「五碗肌骨輕」，就是說筋骨都放鬆了；「六碗通仙靈」，就是說六碗就能喝出了心靈境界，能品出仙靈飄逸的感覺；「七碗吃不得，唯覺兩腋習習清風生」，就是說喝茶不要超量，喝茶會讓人感覺到兩邊腋下像飛鳥一樣，有徐徐清風。

便祕

另外，泡茶用水同煎藥，可以看看何西池的《煎藥用水歌》有一句「急流性速堪通便」，假如這個人便祕，要用這個山泉水、瀑布水，專取急流泡茶喝，就能通便。

我住在山裡時，旁邊就有瀑布，去那裡打水回來泡茶，喝了就通便。取下段平靜的水就沒有這個功效。我用瀑布水泡茶給別人喝，他就很奇怪，以前喝的茶水很舒適，今天喝完會憋不住尿。

但是它有一個好處，年輕人本身就是身體脂肪油、油垢油膩比較多的，偏偏要那種東西，沒那種東西，你那些油膩脂肪還排得不夠快。

這是水的學問，水是茶葉的母親，講茶要先講水。

好多溫熱感冒，趕緊找臘雪水，一吃下去，就有治療溫熱感冒的效果，從頭涼到腳，高熱都退。

還有，山裡的地漿，用黃土中放置澄清的水，挑回存放好。一旦有人中毒一灌下去就好，一旦有人中暑了一灌下去就好，這叫地漿水。

山裡的村民跟我講，他們有個不成文的規定，不用黃土地裡的水來打農藥，那麼做農藥效果會大減。地漿水可以解農藥毒，這個防腐劑、化肥農藥橫行的年代，地漿水無疑是仁德福音啊！

中藥裡單一個水學問，就可以成為世界的遺產。

喝酒過後想吐又吐不出來，用流動過程中回旋倒流的逆流水，就能催吐。

真正上品的茶都隱藏在雜草中，就像聖人一樣「和其光，同其塵」。它與光塵在一起，才能發出燦爛的味道。

很多人說，喝茶沒有解百毒啊！那是你喝不到在百草中長的茶。我們山裡的茶，它周圍長有墨旱蓮、白花蛇舌草、布荊茶、苦刺心……跟這麼多草藥混生在一起，這也是現在為什麼流行野生茶的原因。

咳嗽

我們回憶一下茶的功效有五清，味苦性寒、清心除煩、清肝解毒、清脾消食、清腎利尿、清肺祛痰。

清肺祛痰要用老茶，不用老茶還不行。

山裡一個看電站的老阿叔，咳嗽好幾天好不了，晚上咳得更凶，沒法休息，普通的藥沒法止咳。

碰到了我，告訴他，這種咳嗽拿一小撮老陳茶，再用上山裡的薑，切成絲，這薑不一樣。叔公家裡剛好有二十多年的老陳茶，和薑絲泡在一起。這茶入喉即效，覆杯而癒。折騰了那麼多天，就這樣好了。

如果是夜咳嚴重，是肺間有寒，這必須老陳茶加薑，普通的茶氣容易散，不能用，陳茶能降氣。

頭痛

川芎茶調散治療偏頭痛的效果不得了，簡化版就買一塊錢的川芎來，再抓一把茶，煎湯或者泡水，一喝下去偏頭痛就能有所緩解。

方劑書上把茶加進藥裡，是因為茶能清利頭目，好多人不注重研究。

熱痢

茶的功效太多，治療熱痢的時候，用綠茶的粉末，吃1至2克下去，好得很快。注意，要用綠茶。

心力衰竭

如果治療心力衰竭，心肌沒有力量，要用茶的根，和糯米酒一起煮來喝。茶樹根50至100克，愈老的茶樹根，效果愈好。現在研究茶樹根，有治療心律不齊的效果。

其他

燒燙傷用茶葉外敷也有效果；困倦嗜睡，一杯茶可以提神；那茶樹根還可以治療肝炎。

草藥小補帖

茶葉苦、甘。茶子苦，寒、有毒。茶根苦、平。

用法用量：葉3至5錢。外用適量研末，加麻油調敷患處；根3至6錢。

功用：強心利尿、抗菌消炎、收斂止瀉。茶葉用於腸炎、痢疾、小便不利、水腫、嗜睡症；外用治燒燙傷。茶根用於肝炎、心臟病水腫。花茶能散發積聚在人體內的冬季寒邪、促進體內陽氣生發，令人神清氣爽。綠茶能生津止渴、消食化痰，對口腔和輕度胃潰瘍有加速癒合的作用。青茶有潤膚、潤喉、生津、清除體內積熱，讓機體適應自然環境變化的作用。紅茶能生熱暖腹，增強人體的抗寒能力，還可助消化，去油膩。

第18日

薑

8月15日　晴　湖心亭公園

這味藥是廚房裡常用的東西，人人知道，但是都不能把它用好。它的神奇作用不可思議。

風寒感冒

它厲害的時候，可以用來回陽救命，普普通通的時候，可以防感冒風寒。

李時珍講，早晨上山採藥的時候，嘴中就含上一兩片這個東西，目的就是發散風寒溼，這味藥叫生薑。它的味道辛溫，辛香定痛祛寒溼，生薑首要的功效就是發散風寒。

只要在空調房裡凍太久了，先跑廚房去拿一片生薑，丟到嘴裡，嚼下去，祛風寒防感冒、鼻炎，不然凍久了鼻子會塞。生薑，辛入肺，肺開竅於鼻，這就是為什麼吃完生薑，鼻頭都會微微出汗，可以體驗它發汗解表的奇效。

上次有個學生跟我到龍山採藥，她說，老師，我不敢蹚水，一蹚水腳就發涼，鼻子就塞，如果洗過涼水，手還會痛。

入山的時候挖了一大塊薑，告訴她，洗乾淨過後，連皮帶渣嚼吞下去。她吞下去了後，蹚水採藥、洗藥回來，腳不涼，鼻子也不塞。可見生薑是人體陽氣的護身符，有了它，陽氣就不會被傷。

經痛

生薑還可以溫中，「中」在哪裡？有人說是胃，有人說是肚腹，一樣的，它能讓整個軀幹溫暖起來。

我碰到的經痛患者，只要不是癌症腫瘤這方面引起的，有一招基本上通殺，來十個好九個。以前有個經痛十多年痛到沒法工作的患者，也是這招搞定。

我就用生薑、大棗加紅糖，這個方法誰都知道，但是，真正的吃法很重要。一把棗，一把薑，先煮過後，加紅糖進去，既甜又辣。這時，要連湯帶薑棗，嚼了吞下去。只喝湯，那種辣是一過性的，如果薑棗一吞下去，那種辣是持久的，肚子裡頭都是辣的。如果大量地吃，可以從早辣到晚，有一個持久的作用。

她十多年的頑固經痛就這麼治好了，也可以出門上班了。

這個湯，在月經來臨前五天服用效果最好。如果沒辦法算準日子，就在當天最痛的時候喝，效果奇佳。每個月吃一兩次薑棗茶，可以預防經痛、空調風寒傷身、飲食寒涼傷胃敗脾胃等。這是薑溫中的神奇效果。

子宮肌瘤

有一位患者檢查出來子宮裡有一個彈珠那麼大的肌瘤。這個大小還不至於做手術，不做手術又有心理陰影。她從海南打電話來問我怎麼辦。我說，沒見到人，只能給你開一個最安全可靠的方法，普通人吃都行。

於是，我就細問她的症狀，經常胃痛，要用辛香的生薑；體力不夠，還要用一些甘甜益力生肌肉，讓她有力氣才能排掉肌瘤，大棗可以倍力氣；血脈有積塊，用紅糖入血。

大棗和紅糖加強肌肉的力量，生薑再推一把，就可以把風寒、瘀滯推出體外，但還不夠。因為這個肌瘤是一個肉瘤。

有一種東西我們之前講到的，老母雞燉不爛的時候，加上山楂，一燉就爛。山楂能消食化積，消肉瘤。

有個腫瘤專家，治療大部分腫瘤都會在湯裡加山楂、麥芽，效果很好，可以讓它不再生長。

而且山楂味是酸的，酸澀收斂滌汙膿，它可以洗滌你的汙膿，肌瘤就是一團汙膿垢積。

這個湯煮出來一定是酸甜辣湯。她熬濃湯，喝了一個多月再去檢查，子宮肌瘤沒了。

我問她，為什麼能堅持吃這麼久？

她說，我吃了以後，覺得好像比平常要增加一倍的力量。

因此，女性如果身體有積滯，多放點山楂；沒有積滯，多放點大棗；經常鼻塞，生薑放多點。

嘔吐

薑能溫中止嘔。人會嘔吐，多是因為胃腸塞住或者狹窄，一吃薑下去，可以讓胃腸管道打開來。

山村裡有一個女孩子，吃了冰淇淋後嘔吐，抱著肚子喊痛。我說，趕緊搗濃薑汁。大半杯薑汁一喝下去，到腹部以後，先不痛了，然後不嘔了，嘴唇又恢復了血色，就是這麼決速。

我體會到薑汁是急救的靈丹、救逆的奇藥。

下肢水腫

很多下肢水腫的中老年人都有一個特點，小便都不多。小便如果很通暢，下肢不會是腫脹的。

普寧下面有一個老爺子腿腫得像蘿蔔。他來的時候都沒辦法走路，利尿藥、消炎藥都用過。我給他開藥的時候，就開普通的黃芪、益母草、川芎、四逆散，再加蒼朮、丹參和澤瀉，另外讓他取一大塊生薑，拍爛一起煮。

蒼朮、丹參、澤瀉是排脾水三藥。

為什麼加丹參、川芎來治水？因為丹參、川芎是活血藥，血活水消。吃完第一劑藥，他就感覺吃對了，尿量比平常大了一倍。但是他說，嘴都發麻，生薑太辣了。

我說，不用這麼大量的生薑沒有效果，澤瀉和益母草都是很常用的利水藥，但主要是生薑開肺，肺一開，小便就下來。宣肺利水，因為肺為水之上源。

後來，他下肢的水腫完全消掉了，他又介紹了幾個水腫患者，還是用這個治療思路。

尿頻急

上回，五經富有個老爺子夜間尿頻急，要上五六次廁所。杜仲、五指毛桃吃了都有點效果，但是不理想。

我說，補腎藥吃了效果不理想，就給你開升陽藥吧！生薑、紅糖、黨參、黃芪煮水，黃芪、黨參加紅糖三味藥，能甘甜益力生肌肉。有些人小便沒有力，往下滴。

排尿它要力量的，排尿有兩大因素。第一，尿管通暢，沒有堵塞。第二，膀胱、腎要有力量。如果沒力，一個屁、一泡尿，都排不乾淨。給這位老爺子用生薑、黨參、黃芪、紅糖。煮濃濃的湯，喝上一兩碗，當天睡前排了一泡大尿過後，一覺到天亮，他說沒吃過這麼好的藥。

我一聽就樂了說，看來以後治療這個尿頻，不一定要補腎，不一定要澀精縮尿，不一定要用金櫻子、芡實了，要溫陽益氣！

膀胱氣化，水才排得乾淨，而生薑和黃芪，一個溫陽一個補氣，小便就會很通暢。那些晚上老是跑廁所的老年人，喝這個湯方下去，基本十拿九穩。

黃芪、黨參各一把，生薑一大塊，再調點紅糖。

中暑

人中暑後，惡氣上攻，要找生薑辟穢，辟除惡氣。因此做魚湯少不了用生薑，它可以去掉腥臭味。

生薑搗爛以後，加點薄荷，泡茶，喝下去就是解暑良藥。吃過後，能讓身體中的水氣源源不斷地上行，化成津液。這兩味藥都善於開竅，但是生薑偏於熱性，加點偏涼性的薄荷調和。身體感覺不舒服的時候，要懂得用本草去療傷，增強自己的體魄。

半夏毒

生薑它還可以解半夏毒，半夏有一個特點叫戟喉，吃了生半夏以後，喉嚨就像被千刀萬剮了一樣。因此，我們當地又管生半夏叫啞巴草。

假如吃了生半夏，一口下去就說不出話來。這時立刻煮一碗濃濃的薑湯，喝下去就解掉了，其他的東西解不了半夏的毒。

古人發現有一種鳥，牠很喜歡吃生半夏，牠吃就沒事，但是有人吃了這種鳥，愈吃愈覺得不對勁，嘴巴張不開了，也不能講話了。找來醫生來，診斷為咽喉毒，又治不好。

另一位醫生像偵探一樣，邊問邊找線索。發現是中了半夏毒，煮了濃薑湯，一喝即解。因此，有一味藥叫薑半夏，用生薑炮製的半夏。

如果吃了大量的涼東西，胃降不下去。這個時候我們用生薑、半夏，也可以用薑半夏。

半夏還有一個特點，「二兩能安神」，治療頑固失眠的要用到60克。《傷寒論》講，「諸嘔吐，穀不得下者，小半夏湯主之」。半夏「一兩降逆」，30克半夏和一大塊生薑煮水，喝下去，治療常見的嘔吐基本上都有效。

有位失眠的女老師，我用盡方法都治不好，最後沒辦法只能用「毒藥」了。夏枯草30克、半夏50克、生薑幾大塊。她喝下去，覆杯而臥。躺在床上就睡到第二天，鬧鐘都叫不醒，可以睡得這麼沉。

為什麼要加夏枯草，這個不是我創的，古籍上有。夏枯草在夏至最熱的時候會枯掉，所有能量藏到根底。

而半夏呢？最熱的時候它就冒芽了，它們兩個就是交接陰陽的最好的藥。陽不入陰則睡不著，它們兩個就是在這個季節裡頭，一個就鑽到地底下，一個從地底冒出來，它們順了，叫二夏湯，半夏跟夏枯草。有句話叫六月半夏生，六月的時候半夏長勢各方面就會冒出來。如果效果不大理想，還可以加一些延胡索。

我再跟大家講一個很奇怪的案例。有個患者失眠，吃安眠藥都治不好。我看到他嘴唇偏暗，一般失眠愈久的人唇會愈烏暗。我說，你這是氣血不通導致的失眠，去買元胡止痛片吧！元胡止痛片是延胡索加白芷，通氣血。

他當天按照常規的雙倍劑量服用，吃下去就睡得很好。他之後又介紹給其他老師吃，結果沒效。因為他嘴唇烏暗，屬於氣滯血瘀，導致睡下去就是睡不沉，延胡索就能夠行氣活血、安神止痛。

流涎

夏天有很多人會喝涼茶過度，有一個老師喝涼茶，喝到睡覺流口水的程度，已經連流了一週。他口水是清的，沒有臭味。我看他舌頭都白了說，你還去喝那些涼茶？

他說，煩熱得很。我說，你手腳都是涼的，這是假熱。

告訴他拿薑塊搗爛後，加點紅糖吃下去，第二天就不流口水了。

原本，胃中冷，水液不能運化，流了出來。等胃暖和起來，自然就氣化了。有些人吃了涼茶傷胃過後，切幾條薑絲到綠茶裡頭一起泡，就不一樣了，它輕則可以治風寒感冒、咳嗽，重則可以調陰陽。茶苦降，薑辛升，它們就是升降妙對。

綠茶能夠苦降濁氣，清洗臟毒而生薑發散，可以升清氣。有客人來了，泡50克給他喝，他會上癮。為什麼？因為吃了身體會舒服，兩個一搭配，就是陰陽調和的藥，而且寒溫搭檔，久服無恙。

咳痰

老年人晚上容易咳痰，而且顏色偏白，像這種寒痰流飲堵在肺中，晚上咳得厲害的叫「夜咳肺間寒」。哪位草藥最溫肺？生薑。若要痰飲退，宜用薑辛味。不管是支氣管炎還是肺氣腫，只要有咳白痰，就用乾薑、細辛、五味子。

上次有一個肺氣腫患者，晚上咳的痰要用尿盆來裝，有的時候一口就咳出來幾調羹的痰水，肺部像被陰雲、濃痰給蒙蔽了。

乾薑、細辛、五味子加四君子和生薑、大棗。生薑、乾薑聯手溫脾肺。乾薑偏於溫暖脾胃，生薑可以溫肺。第一劑痰減少一半，第二劑就睡著了。從此，晚上沒有再咳醒過。

這個方子裡沒有一味安神藥，但是他的失眠就是好了。有的時候，治療失眠不一定是要降火、安神，只要把身體的陽氣升提起來，就能舒服地睡個好覺。

如果肺中有膿痰，並且晚上咳嗽得很厲害，又不想喝藥，就用生薑與肉桂搗爛一起煮粥，薑桂粥。頑固的痰要治心臟，肉桂生薑一配，能暖心陽，太陽出來烏雲就沒有了。

生薑皮可以利尿，它可以溫腎利小便。

教你們一招身輕如燕的方法。假如要去旅遊，就悄悄地這麼一碗湯喝下去，走路很清爽、很輕快、走如風，會比誰都快。用黃芪30克，配生薑15克、茯苓10克、枸杞子20克、大棗10枚，就這五味藥。女生在煮的時候，可以加點紅糖。

黃芪、大棗能夠益力氣，讓你就像打足氣的車輪胎。生薑溫陽，枸杞子溫腎，再加上茯苓利水，下半身的溼氣可以通過小便排出去。走路會特別精神，沒有拖泥帶水的感覺，胸不自覺地就會挺起來。我又把這個湯叫勤奮湯、去懶湯，喝了讓人手腳勤快、身輕如燕。

草藥小補帖

生薑味辛、性微溫，入脾、胃，具有解表散寒、溫中止嘔、溫肺止咳。常用於脾胃虛寒、食慾減退、噁心嘔吐，或痰飲嘔吐、胃氣不和的嘔吐、風寒或寒痰咳嗽、感冒風寒、惡風發熱、鼻塞頭痛。它還能解生半夏、生南星等藥物中毒，以及魚蟹等食物中毒。

(1)大棗薑湯：大棗10個、生薑5片、紅糖適量。煎湯代茶飲，每日一次，堅持服用。大棗性味甘溫，具有補中益氣、養血安神的作用，可以促進氣血流通，改善手腳冰涼、經痛的症狀。此外，生薑重補暖、大棗重補益，對胃病患者養胃也非常有效。

(2)紅糖薑湯：生薑5片、紅糖適量。薑片煎湯後加紅糖調味，代茶飲，每日一次，堅持服用。紅糖具有養血、活血的作用，經常喝紅糖薑湯有美容的作用，生薑紅糖水還適用於風寒感冒或淋雨後胃寒的輔助治療。

(3)綠茶薑湯：取綠茶和薑絲各5克，用沸水沖泡十分鐘左右即可飲用。特別適宜在盛暑時喝，有清熱舒心的功效。綠茶薑湯有清熱解毒、益氣舒心，防中暑的作用。

(4)鹽醋薑湯：盛夏不少人容易得「空調病」，肩膀和腰背會遭受風、寒、溼等病邪的侵擾，特別是老人容易復發肩周炎。遇到這種情況，可熬一些熱薑湯，先在熱薑湯裡加少許鹽和醋，然後用毛巾浸水擰乾，敷於患處，反覆數次，能使肌肉由張變弛、舒筋活血，大大緩解疼痛。也可用毛巾沾熬製好的熱薑湯敷於四肢痠痛處。

第19日

香附

8月16日　晴　湖心亭公園

這味草藥有聖藥之稱，藥中聖品，號稱女科主帥，氣病總司。「女科主帥」就是說，以前人治婦女病必用這味藥，沒有它不行，就像軍隊出征，沒有主帥，仗沒法打；「氣病總司」意思是，只要生氣了，用它準沒錯，柴胡疏肝散裡也有它，專治生氣。

這味藥就叫香附。

在農場裡，它最多了，一挖一大把，不過個頭比較小，又叫香附米，比黃豆粒大一點。我們沒有特別去種植它，但是它長得哪裡都是。一採上來，用鼻子一聞，很香，芳香能行氣，辛香定痛去寒溼。

婦人病

它的第一大功用，疏肝理氣。

《病因賦》講：「女人經水不調，皆是氣逆；婦人心煩潮熱，多是鬱生。」

婦人病裡，十個有九個是氣悶、氣鬱。

以前遊醫走天下的時代，只要帶兩味藥，基本上走天下就不愁沒飯吃了，昔日遊醫走天下這個記載於《串雅》。趙學敏在《串雅》這本書裡講到昔日遊醫走天下，男用黃鶴丹，女用青囊丸。《串雅》一定要買來看，為什麼呢？這是一本民間偏方、經驗方集大成的著作，驗證了很多奇方。

男人發火，女人鬱悶，這是常見的。黃鶴丹，「黃」是黃連，「鶴」是延年益壽。如果他脾氣大，黃連用多一點。一般脈跳得快、口乾苦，就是脾氣大，用黃連以苦治苦，跟香附結合在一起就是丹梔逍遙散了。

青囊丸，「青囊」就是醫生游走四方的背包，包中必放的藥丸就是青囊丸，由香附和烏藥組成。烏藥能祛寒，香附能行鬱氣。所以，受寒遇冷腹中痛，氣悶肋脹頭中疼，青囊丸最有效。

有人說我用了，怎麼沒那麼好的效果。那是沒有活用，書裡說，如果外感風寒頭痛，要用清茶送服青囊丸；如果痰濁湧動，要用薑汁送服；如果經痛、鬱悶、跌打傷了，水、酒各半送服。這就是藥引的厲害之處。

香附還有調經止痛的功效。婦人經痛諸病，可以用艾附暖宮丸，還有張仲景的溫經湯等。艾附暖宮丸專治宮寒，子宮愈寒用了它效果愈好。

去年珠海有一個朋友說，她經痛痛得太厲害了，連著幾天都上不了班。我說，你舌苔白，手發涼，是寒性經痛。平時不愛運動，不曬太陽，導致子宮偏冷收縮，一縮氣血不通就痛。不過，就怕你痛得不夠厲害，痛得愈厲害，艾附暖宮丸效果愈好，普通的經痛效果還沒那麼好。

「痛」字，病字頭裡面是「甬」同通道，通道不通就痛。「疼」字，造字就是病字頭裡面一個冬，像冬天那樣寒冷。

因此，要遠離三冷。一冷，從嘴巴進入身體的寒涼的水果、飲料等；二冷，從皮膚入侵身體的冷氣，空調也算；三冷，冷言冷語。冷食入肚腹，用生薑、高良薑、蒼朮。冷風進入身體，用荊芥、防風、桂枝。冷言冷語是「心冷」，要用香附、川芎、丹參「暖心」。

人生病常是這「三冷」夾擊，要麼不小心天氣轉變，吹著涼風，要麼就吃了生生冷冷的東西，要麼就是看人不順，挑別人的不是，最後導致自己的氣不順，氣不順就得百病。看別人不順，是自己修行不夠，我的辦法就是柴胡疏肝散加青囊丸。

為什麼我看病速度快？因為一眼瞟過去，他究竟吹了冷風，吃了生冷，還是氣著了，都一目了然。看病達到了一定層次，就是看一個人的人性跟生活習性，已經不是看簡單的寒熱了。

她經痛這麼厲害，艾附暖宮丸吃下去比止痛藥還管用。注意！要用鹽水送服，如果不用鹽水沖服，南方人容易上火。就像吃鳳梨容易上火怎麼辦？泡鹽水。我們客家人油炸豆干很有招式，想吃又怕上火怎麼辦？炸完了用鹽水泡來吃。

我以前讀高中的時候，一個室友滿面都是瘡，他很喜歡吃油炸食品。床頭還放著一包一包的穿心蓮，吃一次油炸食品回來就吃一包穿心蓮。上次同學聚會遇見他，他現在手腳冰涼、腰痠腿軟。我說，你還那麼瘋狂吃涼藥，誰扛得住啊！

偏頭痛

上次有一個偏頭痛的患者，痛得不得了。我開柴胡疏肝散加味，三劑藥就好了。半年多的偏頭痛，柴胡疏肝散加川芎、香附和陳皮。這三味氣藥結合在一起，川芎乃血中氣藥，香附乃氣中血藥，兩個結合在一起氣血並調。

一個人平時愛生氣、熬夜，又不常運動，會有瘀血和氣滯的情況，就用川芎、香附這個藥對。現代所有人的氣血都需要疏通，都適用這個藥對，只是劑量大與小的問題。

王清任老前輩講：「周身之氣，通而不滯，血活不流瘀，氣通血活，何患不癒。」他以跌打傷科和武林高手的角度體會到，人活就要活得氣血流通。

因此，我跟林姐她們講，身體愈悶愈緊，愈要到大自然裡頭來幹活。就算是拔拔草都好，一兩天下來，氣血會通暢許多。

古方裡治療頭痛最快的藥方就是香附配川芎，炒後磨成粉，用茶水送服，專治正偏頭痛。頭痛的人心情都很煩躁，香附疏肝解鬱調情緒，川芎行氣活血治血脈。心情好了，血脈也通了，渾身上下疼痛都能好轉。

胃痛

一個養尊處優的患者總是喊胃痛，吃涼的痛、生氣了也痛、緊張了也痛、吃飽了也痛，什麼原因都會讓他痛。

我說，你的手皮很薄，手如綿，一生不動刀和鐮。好像是富貴命，其實就是得了富貴病。手皮都這麼薄，你的胃壁肯定脆弱。因為，脾胃主人體的肌肉，要多鍛鍊，你一用力胃部的肌肉也在用力，它也在變強壯，因此，我叫他去除草，配合良附丸合四逆散。

只要碰到患者飲食寒涼造成的胃痛，或者生氣造成的胃痛，就用良附丸。在古籍上記載，如果是胃寒很嚴重，高良薑用20至30克；如果是生氣了，香附用20至30克，加酒；如果外感風寒加紫蘇；如果曾經有過跌打傷，加金不換的根。這個小藥丸價值千金，學會了就能成為治胃痛高手。

這是香附行氣寬中的效果。

失眠

香附另一個功效——疏肝解鬱，除了可以治療肝膽疾病，還可以治療神經系統的疾病，我再跟大家講一個失眠的案例。

一個阿叔從深圳回來，一回到這個小山村就睡不好了，他在深圳的時候反而沒有睡眠的問題。通過問診發現，他朋友很多，回來以後各家都去串門，坐在凳子上，光顧著聊天，兩三小時動都不動。人坐著不動就是一個氣滯血瘀的象。因此，養生書上講，最忌飯後即臥，終日久坐。

我說，你失眠的原因就是氣血不通，氣血不通陽入不了陰，就像大門被堵住了，晚上到了家門，但就是進不去，叫陽不入陰。我給他用延胡索配香附加四逆散。

前面講了，延胡索通過行氣活血治失眠，而香附加強行氣活血的作用，相互配合，效果就很好。

越鞠丸

我們再跟大家分享一下香附常用的一個湯方，朱丹溪的越鞠丸，越鞠丸它能發越身體的各種鬱悶。

我的一個學生講，學會越鞠丸，可以打天下。他是山東人，在我這裡經過兩個月的訓練從二百多斤減到一百六十斤。他讀大三的時候家裡給的錢不夠用，又不想去打工。他腦子靈光，就把越鞠丸磨成粉，裡面香附調氣，川芎調血，神曲消食，蒼朮祛溼，梔子瀉火。打擊範圍相當廣，可以說是「萬金油方」，氣、血、痰、火、溼、食，六大病痛，就是這五味藥管住了。

他拿這個方子做成綠豆大小的藥丸，在學校、街邊去賣。他還懂一點脈診，再加上察言觀色，走江湖的時候要每言必中，藥就會賣得很快，賺了幾千塊錢，反應還很好。

在《丹溪心法》上講它「解諸鬱」，不管是風寒、生氣、飲食、熬夜、久坐、上火、憂愁、思慮，導致鬱悶了就用它。

他跟我講，有一個婦人胸部脹滿，越鞠丸一吃就好。有一個孩子胃口不好，越鞠丸一吃就好。還有一個月經不調經痛的女學生，用薑汁沖服越鞠丸，吃了也好了。

怒後諸症

有人生氣之後，眼睛脹得像青蛙眼一樣，叫風火暴眼，不知道你們有沒有看過，怎麼辦呢？我們用香附、川芎、蒲公英熬濃湯，一喝下去，眼睛就縮回去了。

有人生氣過後，耳朵嗡嗡作響怎麼辦？一般老人耳鳴，是腎虛，年輕人耳鳴肯定是喝了酒或者生氣了，香附、川芎加菖蒲，菖蒲開九竅吃了耳聰目明。

這三味藥的效果不亞於通氣散。

還有人生氣過後口苦，我碰到一個患者，她只要跟老公吵架嘴就口苦，不吵就好了。吵架上火就像炒菜過火，燒焦了味道是苦的，可以吵架但不要過火。過火了怎麼辦呢？疏肝解鬱，用香附、川芎再加點龍膽草。龍膽草乃治療肝膽火旺導致口苦的特效藥。

海南一個愛打麻將的朋友，經常熬夜，餓了就吃夜宵，早上醒來嘴裡又苦又臭，兩三年都好不了。我說，用龍膽瀉肝湯，不方便煎就用龍膽瀉肝丸，半盒吃完嘴巴就不苦。

怒氣最鼎沸的時候，就用龍膽草。有些人怒到要拿棍子打人，甚至怒到極致會發狂的人。龍膽草瀉肝丸趕緊吃下去，怒火就能從小便排出去。

還有氣得咽喉鼓脹，吞不下東西，用香附、川芎和桔梗，桔梗能夠開胸行氣，開胸就可以開咽喉。香附和川芎上行頭目、下行血海、旁開鬱結，最擅長治療氣得胸肋痛的患者。而且胸肋痛的特效藥是柴胡，柴胡加上香附和川芎不就是通氣散嗎？

氣得胃痛的患者，要問他喜歡喝冷水，還是熱水。喜歡熱水，胃肯定偏涼，香附、川芎、高良薑三味藥吃下去胃就不痛。喜歡冷水，胃就偏熱，在香附、川芎的基礎上，再配點黃連，吃下去胃就很舒服了。

還有氣得腹痛，還是一樣，腹部總是發冷，香附、川芎、小茴香，吃了肚子暖洋洋。

我見過有些人生氣過後，腰都會痛，一生氣就捂著腰。還有些人生氣捂著胸口，每個人短板不一樣。短板在腰，香附、川芎加腰痛的引藥，以前我常用土鱉蟲，又叫地鱉蟲，癒傷通經，不管是內傷、外傷，都可以癒合。土鱉蟲焙乾過後，用酒送服，治一切急性腰痛。

我現在不用動物藥了；草木類藥可以用杜仲，它補腎、強筋骨，還能梳理腰部的問題。如果你氣到膝蓋痛，香附、川芎、川牛膝，牛膝走膝蓋。有些人氣到背痛，香附、川芎、薑黃，薑黃是背痛引藥。

前幾年，營盤寨有一個老人，他經常氣得脅肋脹。我說，你去自己在田地裡拔20至30克香附，搗爛了加點酒喝下去。之後，他告訴我，你這是神方啊，我先前在田地拔了都扔掉了，想不到它能治我的病。

今天這堂課把最難攻克的「氣病」攻克了。氣病的藥對，就是香附、川芎，它們是黃金搭檔，就像周星馳配吳孟達，像麥嘉配許冠傑，就是沒有哪個藥對能夠在這個領域裡贏過它倆。

抑鬱症

我碰到過一個抑鬱症的患者，他告訴我一吃四逆散加香附、川芎，胸中氣滿就好多了。香附和川芎，一個氣中血藥，一個血中氣藥，氣血兩道都能走。

抑鬱症，疏肝解鬱莫過於一味香附。

有些人說，我最近老是開心不起來。一個開心不起來的人，就兩種情況。第一，太疲勞，就像輪胎沒氣一樣，用黨參加香附。第二，碰到了想不開的事情，用香附。

虎峰學校有一個老師，她也是容易氣悶、氣鬱，家裡夫妻關係不好，在學校工作也不順利。悶久了，總覺得胸中有個疙瘩，不能化。我說，簡單，玫瑰花疏通胸中氣血用20克，再配黨參30克、香附30克，用這個方子泡濃茶，一喝就好。

現在回過來複習，香附喜歡長在水分比較足的地方。它含有很多揮發油，香氣很濃，不適合久煮。它辛能行能散，芳香能解鬱、行氣、止痛、開竅、調經、醒脾、除溼。所以李時珍對香附的讚揚不得了，把它提升到相當高的高度，「氣病之總司，女科之主帥」。

只要精神會緊張，壓力很大，人際關係裡有矛盾，會抑鬱，香附就是解壓藥。醋製香附就是專門的解壓藥，用醋製的香附。

去年有一個女上司，覺得工作壓力太大。我說，四物湯加醋製香附。過後，她跟我說，這個藥很管用，喝了以後，身體很少感冒，而且精神狀態很好，基本上每個星期會吃一兩次。四物湯調血，香附調氣，婦人常用這個組合。還有一個經痛嚴重的患者，我也是用這個思路治好的。

脂肪肝、肝炎

治療脂肪肝單用清熱解毒藥沒有用，要疏肝解鬱，才能把毒熱搬走。就像家裡很多灰塵，怎麼辦呢？先灑水，灰塵就降下來了，再用拖把清理乾淨。因此，治療脂肪肝、肝炎，要先用茵陳、田基黃、蒲公英、五味子，把火氣收降下來。然後用香附、木香、鬱金，讓它們三兄弟幫肝臟「掃垃圾」。

現在研究說香附、木香、鬱金這三味藥能把肝臟裡的「垃圾」通過膽管排到胃腸道中，隨著糞便排出體外。

古人有一個方子，叫「良附丸」。我在讀大學的時候就用過這個方子。當地有一個建築工，不敢吃水果，吃下去胃痛，一生氣著急胃也痛。

我一聽，吃涼的胃痛，而且著急胃痛，生氣胃痛，就是良附丸的適應證。香附疏肝解鬱，高良薑暖胃驅寒，各20至30克煮水。

他說，喝了胃就很舒服，連續喝了半個月以後，就算吃點涼的也沒事了。

如果患者是一個愛生悶氣的小氣鬼，香附就重用；如果是一個嘴饞的人，愛吃冰淇淋、水果，高良薑就重用。一個代表疏肝解鬱法，一個代表溫胃散寒法，用這兩個法，基本上通治。

再看婦人經痛，痛者不通也，用四逆散。四逆散不僅是疏肝解鬱，肝經上至頭腦，下達腳趾，旁布胸脅，下絡陰器。下腹部的氣悶，都由它管。

女孩子一生氣小腹就漲，月經來臨前必定會痛兩三天，痛得什麼事情都做不了。我說，就用四逆散加生薑、大棗、益母草、川牛膝、香附，她一喝就有勁，才吃了兩個週期，就好了。

再跟大家講風寒感冒。

不管是孩子吹風受涼感冒，還是胃腸感冒，就用一個方子，叫「香蘇飲」。香附、紫蘇葉、陳皮、甘草。紫蘇葉配合陳皮能夠解除腸道的抑鬱，而香附配合陳皮能解除肝膽的抑鬱，而且紫蘇葉它還能解表。小孩子感冒發熱初起，趁熱把香蘇飲喝下去，借這股熱力，把鼻竅通開，風寒散掉。

還有一個老人，他只要吃了包飯或黏膩的糯米，他的腸胃就會悶兩三天，都消化不了。我說，簡單，香附15克、陳皮10克，泡茶。

他吃完剛剛有點悶，手邊一壺泡好的茶喝下去就消掉了。因為陳皮能夠健脾胃氣，而香附能疏肝膽氣。人會感覺悶，最常見的原因不外乎就是「肝膽情緒動了」和「脾胃不消化」。

還有金昌叔講的一例，在古藥書裡，有個婦人月經期間碰到涼水，突然生病快要死掉了。丈夫去採了很多香附，搗爛加酒，用布浸上擦身體，哪個部位不舒服就擦哪裡，像在搓衣板上洗衣服一樣，把皮膚擦得發紅，氣血一流通，汗流出來，把月經期間閉住的水發出來，就好了。

香附治療跌打損傷更厲害，跟人打架、撞傷以後，胸部悶脹。用香附配合三七，如果覺得三七貴，可以換成丹參。這是大江村的一個村民的藥方。我幫他治好病以後，他跟我講香附配合丹參磨成粉，只要撞傷跌傷，吃下去，就好得很快。如果再兑點酒，局部有瘀青、瘀斑的就好得更快。

老年人膝蓋痛，補腰腎只能治好一半。因為，我發現基本上所有膝蓋痛的老年人都有一個特點，什麼特點？就是憂傷，情緒愈憂傷，風溼關節炎就愈嚴重。就是說，抱怨子女對我不好，這個孫子又不聽話，一肚子的怨氣苦水，最後膝蓋痠軟沒力、疼痛。

也有報導說，80%以上的風溼性關節炎患者都跟憂傷分不開關係，因此我治療的方法是先解鬱，再補腰腎。四逆散加香附和腰三藥（杜仲、枸杞子、黃芪）基本上通治一切膝關節痠軟無力，膝關節會愈來愈有力，每天閉著的心也會放開，心一開，就像開放的花朵一樣，氣血也能流到手腳。

有的人手術做了，連膝關節也換了，還是沒力。我們說樂得手舞足蹈，如果不開心，手腳就沒有力，不要老以為黨參、黃芪補力氣，不要老以為甘甜益力生肌肉。有的時候用香附，加點辛香定痛祛寒溼的藥，寒溼沒了，氣血流通起來，會更有力量。

辛味藥配甘味藥，叫辛甘發散為陽。一個人晚上夢到鬼怪，渾身沒力，就用桂枝配紅參，吃下去，你都想上山打虎。桂枝辛香定痛祛寒溼，紅參就是甘甜益力生肌肉，桂枝打先鋒，紅參來補給。如果容易悶，再加香附，這就是治療鬱悶者的絕配。

草藥小補帖

香附，味辛、微苦、微甘，性平。歸肝、脾、三焦經。能理氣解鬱、止痛調經。治肝胃不和、氣鬱不舒、胸腹脅肋脹痛、痰飲痞滿、月經不調、崩漏帶下。

《本草綱目》：「香附之氣平而不寒，香而能竄，其味多辛能散，微苦能降，微甘能和。生則上行胸膈，外達皮膚，熟則下走肝腎，外徹腰足。炒黑則止血，得童溲浸炒則入血分而補虛，鹽水浸炒則入血分而潤燥，青鹽炒則補腎氣，酒浸炒則行經絡，醋浸炒則消積聚，薑汁炒則化痰飲。得參、朮則補氣，得歸、地則補血，得木香則流滯和中，得檀香則理氣醒脾，得沉香則升降諸氣，得芎藭、蒼朮則總解諸鬱，得梔子、黃連則能降火熱，得茯神則交濟心腎，得茴香、破故紙則引氣歸元，得厚朴、半夏則決壅消脹，得紫蘇、蔥白則解散鬱氣，得三稜、莪朮則消磨積塊，得艾葉則治血氣、暖子宮。乃氣病之總司，女科之主帥也。飛霞子韓懋云，香附能推陳致新，故諸書皆云益氣，而俗有耗氣之說、宜於女人不宜於男子者，非矣。蓋婦人以血用事，氣行則無疾；老人精枯血閉，唯氣是資；小兒氣日充則形乃日固，大凡病則氣滯而餒，故香附於氣分為主藥，世所罕知。輔以參、芪，佐以甘草，治虛怯甚速也。懋遊方外時，懸壺輕濟，治百病黃鶴丹，治婦人青囊丸，隨宜用引，輒有小效，人索不已，用者當思法外意可也。黃鶴丹，方用香附1斤、黃連0.5斤，洗曬為末，水糊丸梧子大。假如外感，蔥、薑湯下，內傷米飲下，氣病香湯下，血病酒下，痰病薑湯下，火病白湯下，餘可類推。青囊丸，方用香附（略炒）1斤、烏藥（略炮）5兩3錢，為末，水醋煮麵糊為丸。隨證用引，如頭痛茶下，痰氣薑湯下，血病酒下為妙。」

第20日

陳皮

8月17日　晴　湖心亭公園

香附神通廣大，它有一個香字。特別芳香的藥物，功用都不簡單。今天要給大家介紹一位香類藥，它堪稱行氣藥之首，為什麼呢？因為它平和。

它年紀很小的時候叫青皮，年紀大了就叫陳皮。普通的脾胃氣滯，用陳皮；嚴重的肝鬱氣滯，要用青皮。一個行氣，一個破氣。

我們講行氣藥的時候，首先要提到，「百病皆生於氣」，「氣血衝和，百病不生，一有怫鬱，諸病生焉」。一旦有怫逆頂撞較量，各類病就起來了。

關節痛

民間常說韭菜、香菇是發物，要少吃。其實最大的發物就是生氣，它可以發一切惡疾。上次一個風溼關節痛的患者，手指頭都不能彎曲，痛得不得了。我這次給他開四逆散加陳皮、麥芽，很普通的藥，但是他說這個風溼藥管用。我說，這個不叫風溼藥，你中了心狠手辣病，這個叫心慈手軟藥。

因為心理的恨和怒，氣脈會囂張，橫衝直撞，手指才會僵硬，吃了這些行氣藥，他就會舒坦條達。

眼乾澀

陳皮排在行氣藥首位。生氣過後，胃口會不好，叫肝氣犯胃，又叫木克土。有些人生完氣後肩膀痛、腰痛，用四逆散加陳皮、麥芽，或者重用陳皮20至30克泡水，吃下去也好。

上次有個眼乾澀很厲害的患者，開枸杞子、菊泡明目茶。她說，還是很乾澀。我說，奇怪，那就用四逆散加陳皮、麥芽，吃下去就不乾澀了。解除她的肝鬱氣滯，立刻口不苦、咽不乾、眼不澀了。

壓氣飯

我們治療了一例吃了壓氣飯的患者。她剛完吵架，還在氣頭上，就去吃飯。吃完飯胸肋好像被東西堵住一樣，吐不出，拉不下，飯還吃不進去，到醫院檢查什麼病也沒有。我說，四逆散加丹參、三七、陳皮、麥芽。

丹參、三七是活血行氣最好的對藥，陳皮、麥芽是疏健脾最好的對藥。吃完一劑放了很多屁，胃口就開了，兩三劑後恢復正常。

我們有句國諺，木剋士胃發堵，飲食不化變毒物，再好營養也脹肚。木就是肝木，情緒一動搖，脾胃就翻江倒海。我們用心腸好或者心腸壞形容一個人，是因為激動的情緒會引起消化不良。

河婆一個政府機關人員，長期消化不良，肚子脹，不管吃哪種助消化的藥，都只管一時。我說你叫情緒胃，就是木剋土，喝水都有毒。牛飲水成乳，蛇飲水成毒。用嗔恨心去喝水，跟慈祥的心去喝是不一樣的。帶情緒吃飯準生病，叫中了情緒毒。

每年聽到被砒霜、斷腸草毒死的人，屈指可數。但是因為生氣而死的人，一大批。在這方面，氣是下山猛虎。

酒色財氣四堵牆，人人都在裡邊藏；
若人能夠跳出去，不是神仙也壽長。

酒引起的肝膽堵塞，陳皮加枳實可以化解。沉迷於這個五顏六色的世界裡，用陳皮加疏肝解鬱的藥，讓你沒那麼鬱悶，不用沉迷於各種五顏六色的東西。

財叫財迷心竅，利令智昏，其實就是痰濁蒙蔽。我們鄧老治療貪心病，用溫膽湯。溫膽湯有陳皮、半夏、茯苓、甘草、枳實、竹茹。如果嘴唇烏暗，加丹參、三七，叫活血溫膽湯。因為治痰先治血，血活痰自滅，活血溫膽湯。如果是老年人，氣力不夠，痰吐不出來，黃芪、黨參加溫膽湯，叫益氣溫膽湯。

痰濁排乾淨，人會大度多了。

胸悶

氣病就更多了，有一個四川的朋友，他的媽媽一生氣能臥床兩三天起不來，他自學中醫，不知道怎麼下手，後來問到我一個師弟。師弟說，我也剛學上《傷寒論》，要不給你試一試。

當時剛好講到這個胸痹、短氣，橘枳薑湯主之。橘皮、枳實、生薑三味藥。枳實堪稱破胸錘，把痰氣往下破。現代研究發現陳皮能洗滌心腦血管裡的油膩。它不單對消化系統很好，對心腦血管和呼吸系統都很好，消融痰濁。配合生薑能夠降膩，能夠讓心臟暖洋洋，心臟暖了，痰濁被洗掉了，然後枳實把它破下來。

就三味藥吃下去，她以前時不時就會發作的胸悶沒有了。橘皮、生薑、枳實三味藥這麼簡單而已。她還笑話她的孩子說，你看，人家比你學得都好，我已經讓你試驗了這麼多次都沒好。我這個師弟也很高興，覺得《傷寒論》實在是太好了。一出手就嚐到甜頭，後來他學《傷寒論》比誰都用功。

酒色財氣這四種病，如果都會治，就可以走天下了。

我們剛才講到陳皮是行氣藥，它芳香能醒脾。生氣後不愛吃飯，生氣過後脅肋脹滿，都能治。

乳腺增生、乳腺炎

輕用陳皮，健脾和胃；重用陳皮，疏肝理氣。

有一位吳老先生，他用陳皮80克治療乳腺增生。重用50至80克，再加王不留行、絲瓜絡、夏枯草各30克，隨症加減就這四味藥，治療各類乳腺增生，效果超級好。

吳老先生認為乳腺增生不過就是氣血堵塞，跟痰濁黏連，既能行氣又能化痰的藥就是陳皮了，香附只能行氣，還得配化痰藥，而重用陳皮行氣、化痰一起用。

夏枯草破結，王不留行通暢經絡，絲瓜絡可以清絡脈裡面的痰濁。除了治乳腺增生，脂肪瘤、周身包塊、身體痰濁，都可以當作乳腺增生來治。頑固的乳腺增生，一定要用白芥子，祛皮裡膜外的痰濁。

乳腺炎、乳腺增生用陳皮甘草湯，但是劑量很重要。陳皮用5至10克，只能疏理脾胃氣，用20至30克才可以疏肝膽氣，用量不足，效果不佳。

只用陳皮就管用，如果是很脹的時候，可以加橘子葉。陳皮30克、橘子葉5至10克、生甘草5克泡茶，乳腺炎會慢慢好。

脂肪肝

日本那些長壽老人都喜歡吃一種小菜，這些長壽老人發現，常吃蔬菜的苗尖、根部，對身體很好。

豆芽苗尖、蘿蔔還有橘皮一起醃製，橘皮蘿蔔乾，說不定又是新時代的「老乾媽」。蘿蔔可以下氣，陳皮可以醒脾疏肝，一邊把肝舒展開來，一邊把髒東西往下排。氣不逆了，消化也好了，這兩個是治療脂肪肝很好的藥。

當時我去拜訪一個擅長治脂肪肝的老爺子。我發現這老爺子拼命去採購別人不要的蘿蔔苗，好便宜，人家都送給他。蘿蔔苗被他拿回去加陳皮炮製，再經過曬蒸，變成「陳皮萊菔纓茶」，能賣幾百塊錢。

蘿蔔的種子叫萊菔子，蘿蔔的苗叫萊菔纓，嫩的蘿蔔苗一吃就很解氣。一個人總拍桌子發脾氣，就吃蘿蔔苗。沒有一種蔬菜，行氣、降氣、解除肝膽氣滯的作用，能跟蘿蔔苗比，它還帶有降血脂、降血糖、降血尿酸的作用。

補益藥上火

古代人家都不敢輕易吃蘿蔔，因為他們說蘿蔔解補藥之毒。假如吃了荔枝上火，趕緊吃蘿蔔，或者喝陳皮蘿蔔茶。吃了人參眼漲紅，蘿蔔陳皮茶吃下去解了。吃黃芪、黨參上火，陳皮、萊菔子一吃下去，火就消了。

上次有個阿姨短氣、胸悶、胃下垂、脫肛，脈象又沉，一定是中氣不足，得用補中益氣湯。但是她說，不行，吃黨參、黃芪就上火。我說，好陳皮、萊菔子都用上，看妳還有沒有火。她吃下去中氣足了，也不上火，蹬蹬蹬地爬樓梯。

因此，要讓補藥不上火，老先生和我們講要麼加行氣醒脾的藥，或者活血化瘀的藥。想吃黃芪不上火，要麼加陳皮，要麼加雞血藤，補而不滯，就不上火了。

滋補藥礙胃

有些人吃了滋膩的熟地黃，一吃就沒胃口，因此脾胃不好的人吃補藥，一定要加陳皮。

有個茶葉店老闆腰痠，自己吃了幾盒六味地黃丸，反倒把胃口吃沒了。我說，換一種吃法，用陳皮、砂仁、蒼朮。陳皮能醒脾，砂仁芳香健脾，蒼朮藥性很雄烈的，能夠振脾燥溼，一起泡成濃茶送服六味地黃丸。用的字眼不一樣，它們力量也不一樣。

泡茶吃下去腰痠好了，胃口也開了。有些人吃藥總會有一些不舒服，需要用這些藥去化解。

感冒

生氣後也會感冒，這點很多人想不到。生氣後容易胸悶，胸悶就會阻礙肺主皮毛的功能，那些虛邪賊風有了可乘之機，乘虛而入。這種生氣過後的感冒，吃感冒藥不管用，我們跟他講用陳皮、神曲、炒麥芽泡茶，送服感冒藥就管用，就是把消積、祛風解表和健脾聯用。

這是我在湖北遊學的時候碰到的一位草醫郎中教我的，他最善治感冒。有人認為治感冒沒什麼了不起，他說把小病治好就是了不起。在他那裡求治感冒的人都排著隊，街坊鄰居打一個噴嚏都來找他。他說我的藥裡有三味藥必須用：陳皮、神曲和麥芽。

我問，你怎麼用助消化的藥？這是什麼道理？他講了兩句話，一句話是，這個時代你要找出沒食積的人來還真難。第二句話，人在感冒過程中有一個表現——胃口不好，消化酶嚴重下降。而陳皮、麥芽、神曲這三味藥有一個神奇的功效，讓消化酶增多。

因此，他的解表藥加上消積藥，效果特別好，比普通開桂枝湯、麻黃湯都要好。我懂得這個醫理過後，遇見一個感冒後期老是鼻塞流涕的患者，我用了四逆散加二陳湯，再加焦三仙（山楂、神曲、麥芽），吃下去胃口一好，鼻涕就沒有。因此，善治病者要治其胃。

陳皮它有一個美稱，什麼美稱？它叫天下第一什麼藥？天下第一和藥，它是行氣藥排第一品，但是它是第一和藥。

和藥什麼意思？和其不和也。和其正，陳皮也。

陳皮就這麼調和，攻藥中放它可以加強疏通的作用；補藥中放它可以使補藥免除黏膩之苦；寒藥中放它，可以不傷胃；熱藥放它，可以使行氣力量加強，提升藥效。因此我可以專用陳皮，無論碰到什麼問題，我用陳皮都可以通過加減變化，用這味藥解答。

陳皮既能解表又能暢氣積。一個人最近工作生活壓力大，免疫力下降，導致感冒，可以用紫蘇葉陳皮，加點香附、甘草煮水，喝下去就好了。如果怕冷加生薑，不怕冷可以不加。

所以風寒感冒、風溼感冒，紫蘇葉、陳皮，單兩味藥煮水都管用。

很多鼻塞的人、鼻孔小的人肺活量小，所以我們用辛夷花為他打開鼻竅要加點陳皮，讓他胸中更大氣。辛夷花15克、陳皮10克煎水過後加一點點薑絲下去，喝下去鼻子就通開了。這叫陳皮辛夷花茶。

有一個朋友他說老容易鼻塞，像快要感冒了。他說他這種感覺一出來，三天內必感冒。

我讓他將橘皮加薑煮水吃了，吃了當天晚上鼻塞就消失；第二天跟我說覺得好舒服啊，沒有感冒，讓他躲過去了。

疾病發生之前就下藥，可以讓鼻通氣暢。

哮喘

有些人痰很多，生氣後甚至會引起哮喘，一氣就喘，叫木火刑金。肝木化火克金。這種木火刑金，要先把氣順了，順氣第一品，陳皮也。

大部分的藥是愈新鮮愈好，唯獨有六味藥愈陳愈好。

六陳歌

枳殼陳皮半夏齊，麻黃狼毒及吳萸。

六般之藥宜陳久，入藥才知奏效奇。

我記得有個老藥坊的陳皮就放在製藥的天頂上，炒製各種藥的時候，各種藥氣熏蒸上去，熏得陳皮變得黑油黑油的，這叫百藥陳皮。周圍的人痰多、氣滯、消化不好、頭暈頭痛都去那裡討陳皮，吃了就好。

而且，上等的新會陳皮，真的賽黃金，人參都休想跟它比。

珍仔圍就有一個哮喘的患者，那是我前兩年治的，他生氣過後就咳喘痰多，知道用什麼方嗎？這個湯方普通人都不會用，因為我把疏肝理氣、化痰健脾放在一起，就是柴芍六君子。柴胡、白芍配合六君子再加薑辛味（乾薑、細辛、五味子），六君子裡頭有陳皮。

他吃完後，痰喘居然斷根了，到現在也沒有發作。他說，藥太好喝了，喝了過後啊，那些痰一溜煙就全下去了。

我平時治療老年人哮喘，夜咳痰多，痰偏白，就六君子加薑辛味。六君子強脾胃治其本，薑辛味溫化痰飲治其標，標本並治，其效必快。如果是生氣引發的，加柴胡、白芍，如果不是就不用加。這是生氣過後引起痰多痰喘的。

瘖啞

你們有沒有遇到由生氣引起的講不出話，氣得七竅冒煙，發不出聲？用陳皮、桔梗再加訶子，這三味藥通竅開音，泡茶喝下去，聲音就回來了，這是經典的三藥配伍。

偏頭痛

有些人生氣以後會偏頭痛，甚至三叉神經痛，我們用選奇湯加陳皮。選奇湯四味藥：羌活、防風、黃芩、甘草。李東垣的選奇湯，對於各類三叉神經痛、偏頭痛、氣頭痛都很好用。

牙痛

有人生氣以後會牙痛，牙齦會鼓包，這個時候用大黃甘草湯，大黃甘草湯可以去火，再加薄荷、陳皮把氣解了。四味藥丟到一升的不鏽鋼杯子裡，熱水倒下去蓋上蓋，泡十五分鐘就可以喝了。

生氣牙痛叫「氣牙痛」，這四味藥基本上都可以消解。因為牙齦腫就是陽明胃火上攻，大黃、甘草可以清。它鼓成一個包，肯定有肝鬱氣滯，陳皮、薄荷可以散。

別小看這四味藥，它就含有兩個理法：疏肝跟降火。

有些人吃了酸橘子後牙齒發痠。橘子皮可以解，橘子皮熬濃水，喝下去，牙齒就變硬了。

我從這裡受到啟發。有些老年人牙齒痠軟無力，我們用骨碎補加陳皮煮水，能令牙齒牢固。你們以後做牙科醫生有福了，還有這一招。

你們有沒有發現有些孩子晚上會磨牙？磨牙有好幾種情況，肚子有蟲、壓力緊張、因為各種原因被嚇到或平時容易恨人，恨得咬牙切齒的人。這時不論是壓力緊張還是恨之入骨，有兩招。

一招是熬濃濃的陳皮水，睡前喝一碗或半碗，喝下去那些壓力就被行氣藥放掉了。壓力大的我們必用行氣藥，而行氣藥首選陳皮，如果用元胡、川楝子兩種藥物有些太破了，也就是有些人受不了，但是陳皮絕對受得了，因為很難找到一個陳皮這味行氣藥都受不了的人。

平和將軍，我們昨天講的，它叫天下第一和藥。中國人必須知道甘草，而廣東人必須知道陳皮，因為陳皮乃廣東十大名藥。大家要用陳皮，就會想到廣東的陳皮是最好的，這是我們廣東人的驕傲，中醫藥強省從陳皮打出去。

目痛

目珠痛陳皮、夏枯草主之。

有些人肝鬱生氣以後眼珠會痛得不得了，夏枯草加陳皮就是它的剋星。

普通的眼珠紅腫，用桑葉外洗或者內服就好了，但如果痛就必須用夏枯草。因為，夏枯草是消瘰結藥，夏枯草能讓身體裡的瘰癧、痰核枯掉。

我們客家話目珠就是眼珠，目珠痛，痛得好像要爆開了。夏枯草專門散各種痛結，加陳皮行氣。

一個目珠痛得特別厲害的病人來找我。我開夏枯草、桑葉、菊花、陳皮。夏枯草、桑葉、菊花三味藥吃下去，眼珠紅腫熱痛通通會消下來，消下來的腫痛，陳皮就是掃把，把它掃走。所以陳皮是行氣藥，在身體裡相當於是毛刷掃把，會把炎症熱氣、風寒，慢慢掃出體外。

耳鳴

還有些人氣得耳朵嗡嗡響，我們就用通氣散，香附、川芎、柴胡，再加點陳皮下去效果更好。它叫散，就是要磨成粉用熱水沖著喝，煮湯反倒效果沒有那麼好。藥粉打得愈細愈好，放在罐子裡頭，只要有人生氣了不管頭痛、耳鳴還是眼珠脹，挖兩三個調羹吃下去，氣解病就消了。

別人治病專盯著病來治，我就專盯住氣來治，氣順則百病消。

一生氣耳朵就嗡嗡作響，很多人都有這個表現，並且服了六味地黃丸沒效果。珍仔圍那邊有個老爺子一生氣耳朵嗡嗡作響，他說吃了六味地黃丸、杞菊地黃丸沒效。我說你這麼著急肯定沒效果，這是氣急而鳴，就像我們吹簫一樣。氣通過狹窄的管道，受涼或者生氣都可能引起耳鳴。

這時我們用香附、柴胡、川芎、陳皮打成粉，四平八穩，通治一切生氣引起的各種怪症。因為氣脈通暢，沒有那種堵堵塞塞，就不會嗡嗡作響。

嘔吐

還有人生氣過後會嘔吐，吃不下東西。用藿香正氣散，它裡面就有陳皮，就藿香還有生薑嘔吐或者打呃的，藿香正氣散喝下去就消解了。

腹瀉

有一個在市裡做計畫生育的朋友，她生氣過後就拉肚子，一氣就拉，很準。這是肝木克脾土，用什麼湯方專治生氣拉肚子？有四味藥四平八穩，屢用屢效：白朮、白芍、防風、陳皮，這叫痛瀉要方。

關節痛

還有生氣過後周身關節都會疼痛，肺主治節，全身關節痛。有些人自認為是風溼。我說，你這是假風溼，其實就是肚量太小，總愛生氣。

有「三氣」可以毀掉人生，小氣、怒氣跟傲氣。這三種「氣」會把一個人的人生毀得千瘡百孔，滿目瘡痍，不堪入目。

而陳皮就能治小氣跟怒氣。傲氣就要用沉香跟降香，把氣扯下來。

在珍仔圍那邊義診的時候，最多的就是這類患者。有個老阿婆說自己關節很痛。那我用四逆散加陳皮、麥芽和胸三藥。哪有一味藥治風溼的，這麼普通的藥吃了以後老阿婆就覺得好舒服。

用患者的療效打臉那些愛評論的人，很普通的藥吃了很舒服，因為它是順氣藥。

藥可以分個幾百種、幾十類，解表藥、補益藥、消食藥、瀉火藥、理氣藥……要先從理氣藥入手，把每一味理氣藥都研究得淋漓盡致，通通透透，你的境界就提高了。

豐順有個大夫，五經富很多人去找他看病。把他的方子拿回來，我一看，高手，都是陳皮、甘草。因為他看到了這個時代的時代病，就是飲食問題。

飽食則神虛，有些人一吃飽飯就沒精神，必須睡覺，或者躺著。

養雞的都知道，如果雞餵得太飽，一個瘟疫過來，肯定得死掉。一個大病流行，肯定是家裡最被溺愛，什麼都給他吃的孩子先中招。半飢半餓的還活蹦亂跳，什麼事都沒有。

因此，適當的飢餓感可以防病。

我一般不建議，平時幹活或者讀書之前吃零食。除非餓得手腳發慌，只要不餓得手腳發慌，不要輕易吃東西，留到正餐來吃，一日三餐，一生平安。

要斬惡習，惡習不斷空治病。

口臭

口中臭濁，你首先要找什麼？你要找「香」藥，陳皮芳香能辟濁，能除臭。

你泡一壺濃濃的陳皮湯加點紫蘇葉、藿香，如果口臭帶嘔吐的呃逆，要加藿香；如果口臭那個舌頭，一層厚厚的白苔，必加佩蘭、藿香。佩蘭、陳皮專門把你舌苔掃得乾乾淨淨的。

有一個在外面專門做批發生意的人，他在城市裡只住了幾個月，回來舌苔就很白很厚。他的舌苔厚到用牙刷都刷不掉，要用刀刮，很厚很板結。他來找我看病前已經用刀片把舌頭上的垢膩刮下來了，而且吃東西都沒味道。他每次回來都要來找我開藥。我告訴他以後不用找我，直接找這副茶就行。

另外我囑咐他不要熬夜，晚上不要吃肉就沒事，然後再配合陳皮、藿香、佩蘭，泡濃茶各10至15克，吃下去。以後過年回來的時候，果然膩苔消掉了。

另外，他的腸道裡堵塞了，吃的食物不吸收，舌是腸胃的鏡子，看他舌苔白膩，所以陳皮、藿香、佩蘭，你就放吧！

咽喉炎、咳嗽

陳皮桔梗茶，加點甘草治療慢性咽炎有特效。生甘草偏於解毒，炙甘草偏於溫補。

北山中學有幾個老師患有咽喉炎。我建議他們，用桔梗、甘草和陳皮煮茶，有蜂蜜可以兑點蜂蜜，喝了潤腸通便，從咽喉一直潤到肛門。我第二次回去時他們反映咽炎好多了。

陳皮治咳嗽。

咳嗽你首先要分，冷咳還是熱咳。一般白天咳得很猛的、很急的是熱咳，用陳皮加綠茶，喝下去咳嗽就會好。上次在山裡有個學生，咳了好幾天咳不好。剛好我們的病人拿來一些橘子，我們把吃完的橘皮放到灶臺裡，陳皮都被熏黑了，不怕，就放在灶臺周圍，陳皮一般留上一兩年效果更好。

陳皮中那些刺激的味道會散掉，剩下的就是芳香、平和之氣。有些人吃陳皮覺得很嗆不舒服，因為他們拿的是新的陳皮。那個學生平時很少喝茶，加了陳皮的茶一喝下去咳嗽就好。

還有冷咳，晚上咳得很厲害的，有一個學生經常手腳冰涼，山裡的村民把他家二十年的老陳皮貢獻出來，加陳皮再加薑。我在茶中加薑絲，因為他腸胃有點冷，必須加薑，晚上咳得厲害就需要加糖，女人用紅糖，男人用白糖，喝下去咳嗽就好了。

慢性支氣管炎、老年慢性支氣管炎的病人都會咳痰，感覺氣不順，胸肋悶。

用陳皮10克泡茶，什麼都不用加，吃了就能減輕，氣順一身之病即消。

陳皮能順哪個臟腑的氣？首先順脾胃，其次順肺，再順大腸，所以治療老年慢性支氣管炎用10克泡茶是順全身之氣。

胃疾

陳皮治胃的疾病。

有人消化不良，吃東西過後老覺得肚子脹脹的。陳皮就是它的剋星。買九製陳皮，或者用陳皮泡酒。陳皮30至50克泡入酒中，兩三個星期後再喝，可以助消化。陳皮酒可是經典的酒，放了陳皮的酒是帶有芳香味的。如果不愛喝酒，可以用陳皮加雞屎藤，肚子冷的加薑；肚子熱的加綠茶。

陳皮雞屎藤消積，積化就熱去。

有一個阿叔，他的小孫子特別容易發燒而且厭食，於是我給他開陳皮、雞屎藤煮水，沒加其他藥。喝完藥三天以後，那位阿叔很高興地跑來告訴我他孫子已經不再發熱，也有胃口了。我給他最平和的消積方法，因為無積不生熱，就像沒有炸藥導火線引不爆。

另外，有些人容易嘔吐，吃點涼冷的東西就吐，用陳皮加薑；吃熱的東西就吐，用陳皮、竹茹、砂仁、蘇梗，十拿九穩。

我們遇到懷孕嘔吐的病人，還要分冷吐還是熱吐。如果病人的尿比較黃，用蘆根、陳皮；尿比較淡白的，用蘇梗、陳皮，因為蘇梗乃安胎降逆聖藥。

紫蘇葉可以解魚蟹毒，陳皮也可以解。例如在外面開大餐過後，你在城市裡未必能立刻找到紫蘇葉，但是你可以帶包陳皮去嚼，嚼了就會解掉。餐館裡放點陳皮，人家會回味或者泡陳皮茶。上能開心悅志，下能開胃消食，在飯店給客人提供這個茶，客人自然就會點很多菜。

開胃解酒

用陳皮橘子葉甘草泡茶。對，泡茶，因為它泡茶可以長期喝，每天喝1至2碗都可以，喝下去可以開胃，心情就好，所以一味藥同時具有開胃、開心的作用，很難找。

如果它再具有開汗孔解表，那就不得了，我們治病就「三開」，開汗孔，少感冒；開心情，少鬱悶；開胃口，消化好。

如果掌握這「三開」，即使用最普通的藥，吃完也會覺得舒服，很多慢病，不要急著兩次把它治好。我們每次傳授點中醫常識給他，然後再用些平常的藥，慢慢把身體調理好。

陳皮泡小柴胡湯解酒第一品。

有一些人在外面酒席過後，容易有酒毒在身，酒臭啊，或者脂肪肝啊，怎麼樣解酒？如果你有地漿水這些東西可以不用，但是沒有地漿水的前提下，買一包小柴胡加點陳皮一起泡，小柴胡湯化溼力量沒那麼好，但是可以行氣理肝膽；陳皮能化溼。這樣多餘的脂肪不在肝膽囤積，這個方法可以讓你的肝多用十年。如果沒有小柴胡就用陳皮10克，切幾片薑，加點鹽熬水，喝下去，提高胃腸消化動力，酒勁就會解掉。

便祕

便祕是腸道沒動力，用痲子仁丸還不夠通暢，要加陳皮，因為一個潤一個推，好像你的車不太好的時候，你得要用三招：第一招，把那個車輪的氣打滿，就像馬兒牠要去吃草才能跑；第二招，你的車轉軸要點油，點油它才會順滑，所以痲子仁、蜂蜜有點油的作用，黃芪、黨參是打氣的作用。那第三招呢？還要後面有人推，陳皮行氣具有推的力量。

所以告訴大家黃芪、陳皮、蔴子仁煮湯水之後兑點蜂蜜，基本通治老年人所有便祕。不管寒祕、熱祕，如果是寒祕比較厲害，切點薑下去，它可以運動腸胃，所以這是治療便祕的奇招。

化痰

陳皮除行氣外還能化痰溼。健胃化痰，痰溼雖然在身體存於肺，但是它生於脾胃。所以陳皮治痰溼是治本，標本兼治。

如果血壓比較高的病人，痰很多，泡陳皮加什麼？加一味藥——玉米鬚。你可以撿回市場上人家丟掉的玉米鬚，煮一大鍋水過後，再放幾片陳皮，吃下去，天氣愈熱效果愈好，化痰降壓。

我們把血管比作一個水管，你把它一捏，水就沖得很遠。人體久坐，或不愛運動或伏案工作久，血管就像被捏住一樣，解決辦法很簡單，站起來，多站少坐，血壓就平和了。如果你確實沒那麼多時間多徒步，用陳皮來泡茶，順氣降壓法。如果尿又黃赤，加點冬瓜皮下去。家裡吃冬瓜的時候冬瓜皮可別丟掉，好東西，冬瓜皮削下來、陰乾過後，加上陳皮泡茶就是絕品的降壓湯。如果你再加鬼針草跟山楂那就不得了了。那這個降壓茶就很完美，基本上各類壓力，我們都可以幫他理順。

暈車

暈車的病人用新鮮的橘子皮，把它剝下來後捏碎了。讓它芳香氣衝到鼻子上去，所以有些人暈車就帶橘子皮，放在袋子裡，上車前把它擠到鼻子裡去，邊坐車邊擠，就會好很多。但是這只能治標讓你減輕暈車的症狀，你體質如果太差，治本還要健脾胃、多運動鍛鍊。

腳腫脹、凍瘡

夏天很多人會出現腳腫的情況，煮冬瓜湯加陳皮跟生薑，腫脹會減輕。一次一個腳腫脹的病人，我們給他開了消腫三藥過後，讓他用冬瓜、赤豆煮湯後加點陳皮下去，他後來反饋腳腫消退了。我們經常跟患者比喻壓力大的人一般身體都比較差，如果不差是因為他的身體素質好，但是他的身體狀態在走下坡路。

北方很多人在冬天會長凍瘡，陳皮炒乾後打成粉，也叫凍瘡粉，敷到周圍即可。古人用一味香附散治療瘡，為什麼叫一味香附散？因為它裡面只有一味藥，即香附。身體愛長瘡的病人，吃這個藥後瘡瘍體質就會改善。你把瘡看成一個瘡，我把瘡看成是肝氣鬱結的產物。

不但乳腺增生因為肝氣鬱結，身體皮膚長瘡也是因為肝氣鬱結。

有一個藥方叫四逆散，從頭到腳的瘡它都可以靈活地治。例如腸裡的瘡毒用四逆散加紅藤敗醬草；肺裡的瘡毒，用四逆散加白芥子、萊菔子、紫蘇葉，還有魚腥草等；皮膚外面的瘡毒，用四逆散加陳皮，陳皮以皮走皮、走表；還有脂肪瘤、脂肪肝，用四逆散加皂角刺等，使癰瘡消下去。

草藥小補帖

陳皮味辛、苦，性溫，入肺、脾、胃、肝經，能理氣健脾，燥溼化痰。用於胸脘脹滿、食少吐瀉、咳嗽痰多。治胸腹脹滿、不思飲食、嘔吐噦逆，咳嗽痰多。亦解魚、蟹毒。

(1)鮮梨陳皮湯：鮮梨1個、陳皮3克、冰糖少許。加水適量，煮至梨熟為度。具有滋陰潤肺、化痰止咳的作用。

⑵陳皮山藥：山藥去皮切成小條，水開後放入焯一分半鐘，過涼水後表盤；九製陳皮剁碎，用蜂蜜調和澆在山藥上。具有理氣調中、健胃消食的作用。

⑶陳皮山楂茶：把洗淨的陳皮切絲，加入山楂、大棗放進壺裡，用開水沖泡十分鐘即可飲用。消食、理氣、降脂，特別是對於食用肉食類食物不消化者服用陳皮山楂茶效果很好。

⑷秋季潤肺湯：川貝母5克、梨1個、橘絡2克。將川貝母在水中浸泡一小時；鍋中放入五百毫升水，涼水放入泡好的川貝母；開鍋，改成小火煮一小時；將梨切成小塊，將梨和橘絡放入鍋中煮製二分鐘即可。梨當頓吃完，水喝一半，一天內不斷往裡兌水飲用，一直到晚上能把川貝母咀嚼吃掉就把川貝母吃掉。橘絡能通肺絡，對於肺有火、咳嗽、吐痰的人有很好的作用；川貝母可以起到潤肺止咳的作用；梨有潤肺、清肺、止咳、化痰的作用。注意，扁桃體發炎、化膿的人不適合食用。

第21日

地斬頭

8月18日　晴　湖心亭公園

地斬頭，（客家話，即地膽頭）五經富十大名藥之一。

地斬頭也叫地膽草，有南方小人參之稱，在藥店、市場和菜攤都可以買到。它是護胃的良藥，吃了涼藥後胃不舒服，可以地斬頭、薑絲和陳皮三連用，可以把它們用作保胃的團隊。

如果家裡有人厭食，你就買點這味藥煲湯給他喝。因為地膽頭中有一股奇特的芳香味，這種香氣可以釋放奇經八脈中的能量，同理某些食物、藥物奇香無比的時候能通奇經八脈。

地斬頭煮粥對於體能、體力恢復不過來、胃口不好或者病後體弱的人，是絕品。現在的孩子們吃過多的零食，不按時吃飯，導致免疫力下降，經常感冒。那麼讀者要讓孩子少吃零食，再用地斬頭煮粥。這味藥在深圳珠三角很受歡迎，因為孩子體虛經不起大補，但是地斬頭沒有那麼烈。有人下午徒步後特別疲憊，那晚上就喝用地斬頭、薑絲、陳皮熬的粥（薑絲晚上放少一點，有一點點味道就好），第二天保證精力十足。

胃痛

急性胃痛，用地斬頭和黃荊子，或者黃荊樹的葉都行，各15克。如果病人可以喝酒，這個藥煮好後可以加酒。不通則痛，並且急性的疼痛大多有緊張、扭曲或氣悶，這時加酒可以達到行氣解鬱的作用。

中暑後肚子痛，清暑熱一定要用涼藥，這時用新鮮的地膽頭30至50克，搗爛以後加酒一起燉煮。藥煮好後趁熱喝，藥渣敷在肚臍下面，就可以解暑。地斬頭不但可以解暑還能防暑。

許多人脾胃有寒同時患有咽炎，在這種情況下不能用涼藥，我們用地膽頭配合白花蛇舌草，因為它是帶點涼，但是它不寒，並且兩味藥都帶有香氣，能夠健脾胃。

下肢水腫

很多中老年人出現下肢腫脹，是有「水」在那裡，要利水。介紹給讀者一個食療保健藥方：地斬頭加薏苡仁、赤小豆，各30克。但是利水過後不健脾胃，「水」又會回來，所以再加點陳皮、五指毛桃、黃芪。這就是嶺南地區有名的地斬頭粥。

跌打損傷

生活中容易碰到磕磕碰碰引起的損傷，我們可以把地膽頭搗爛加酒敷在患處，然後用手拍打患處周圍，目的是打通周圍的氣，這是治跌打損傷的特效藥，能消腫止痛。

牙痛

牙痛的病人，我讓他把新鮮的地斬頭搗碎，調點蜂蜜喝下去，牙痛就會消掉。用量不用多，三棵草藥就行，如果病人能吃蛋就用水煮鴨蛋跟藥湯一起喝下去。

草藥小補帖

客家人口中的地斬頭即地膽頭，又叫地膽草、苦地膽、藥丸草等。地斬頭葉苦，根甘，性寒涼，有涼血清熱、利水解毒的功效。

⑴治流鼻血：地斬頭、豬肝各酌量。同煎服，連服三至四次。

⑵治陽黃疸：地斬頭連根葉洗淨，鮮者200至300克。煮肉食，連服四至五天。

⑶治單腹臌脹：地斬頭100克。煎水分早晚二次服，或和亦豬肉燉服。

⑷治尿閉：地斬頭25至50克。水煎服。

⑸治腳氣：地斬頭全草50至100克、豆腐100至200克。酌加開水燉服。

⑹治熱淋：鮮地斬頭150克、豬瘦肉200克、食鹽少許。加水同煎，去渣，分四次服用。

⑺治扁桃體炎、咽喉炎：地斬頭10克。泡入三百毫升熱開水中半小時，內服，每天一劑；亦可製成片劑含服。

⑻治癰腫：方法一，鮮地斬頭全草煎水，熏洗患處；方法二，地斬頭全草35克，酒、水各半煎服。

⑼治指疔、乳癰：鮮地斬頭全草適量，酌加甜酒釀糟同搗爛，敷於患處。

⑽治絲蟲病淋巴管炎：地斬頭50克。水煎服。

⑾治蛇傷：地斬頭同金沸草入鹽搗敷之。

⑿解暑熱：地斬頭根，同白豆、片糖煎。

⒀治肺結核病咳嗽痰血：地斬頭草根100克。調豬赤肉燉服。

⑭治頭風：鮮地斬頭根100克、雞1隻。酌加開水燉熟後，再加少許紅酒，分二至三次服。

⒂治風溼頭痛：鮮地斬頭根25至50克。水煎服。

⒃治牙痛：地斬頭根煲酒含服。

⒄治急性睪丸炎、慢性腎炎：地斬頭根25至30克，和鴨蛋1至2個燉服。

⒅治乳腺炎：地斬頭根搗爛沖酒敷患處，又可煎水沖酒服。

⒆治跌打損傷：地新頭根25至50克。酒水煎熬後服用。

第22日

雞屎藤

8月19日　晴　湖心亭公園

今天要跟大家分享一味比較神奇的藥，這味藥的功能很多。

這味藥味臭，跟魚腥草、敗醬草這些草藥都有一拼，因為魚腥草像魚腥味，敗醬草像腐敗的豆醬味，雞屎藤像雞屎的味道，很臭濁。

你拿到這味藥，要觀察它的特點。它首先是藤類藥，毫無疑問，有藤能夠往外伸展，能通經絡，大自然的藤類藥像人體的經絡，無處不通，無處不達。古人在森林裡或者去山川採藥時發現布滿藤類的地方，沒有不被它占領穿梭的空間。

雞屎藤的第一個特點就是四通八達，無處不到，無孔不入，進一步來說它有穿透的特點。其他藤類藥：清風藤、鉤藤、雞血藤、紅藤、海風藤、忍冬藤、血風藤、海金沙。紅藤又是跌打聖藥。海金沙沒有寫作海金藤，因為長得像羅網，所以也叫羅網藤。海金沙，用來利尿；羅網藤，用來通經絡。它的藤比較小，通的是比較細小的絡脈，不像紅藤、雞血藤能夠通血管跟腸道。

讀者把這些藤抓在一起煮水外洗，或者泡藥酒，擦下去疼痛立刻減輕，藤類藥它最擅長止痛。祛風溼的藥，大多是藤類藥，為什麼呢？治風先治血，血行風自滅。所以治風先用藤，藤通風自去。

第二個特點，雞屎藤它叫臭藤，帶有臭味，像臭雞屎味一樣，不要因為臭就排斥它。臭濁味可以消一切經絡管道積滯。

藥到肚子裡能夠伸展到經絡管道，腦子臟腑之中，把髒東西拔出來，通過腸胃排出體外。

食積

這味草藥我最先得知是在一位草醫郎中那裡，這個草醫郎中治小孩食積，在十里八鄉非常出名。

去他那裡治小兒食積，他就給他們一小包藥，回去吃一次就好，不用再來第二次，所以大家都去找他。這個人也不是很厲害的中醫，他只有這個祕方，你要治食積用這個祕方就管用。

有一個孩子食積治了半年多，還是不吃飯，沒胃口。孩子的家長到他那裡只拿到一包。於是家長說我這麼遠過來，能不能拿十包，醫生說一包就夠了。家長拿回去給孩子吃，一包吃完真好了，胃口開了，拉出黝黑色的大便。

所以這味藥它可以清除腸壁上的髒東西，把腸道中的垃圾融化掉排出體外。腸道沒積，胃口就會大開，所以它叫消積藥。另一個孩子發熱，用了退燒藥也不管用，孩子的家長找了這位老先生。老先生看過後說腸子裡有積，這是積熱。他開了一劑藥，孩子吃下去後第二天就好了。所以食積發熱，這藥也可以用。

有些孩子肚子老是脹鼓鼓，嚴重的時候喝水都會感覺脹，消化不了，同樣還是一包吃下去，放幾個屁就消掉了。

雞屎藤研成粉末，愈細愈好，一次一調羹。如果孩子覺得吃不下，可以兌點糖，吃下去後，等一下肚子就餓了。這味藥融化肚子裡的宿食，但是雞屎藤有大號雞屎藤、小號雞屎藤之分。

食積導致經絡堵塞，配點理氣藥，雞屎藤配厚朴，那些積在肚子裡的氣，幾個屁就放掉了。一些人失眠，尤其是晚上出去應酬吃多後睡不著覺，這種胃不和、臥不安的病人，單味雞屎藤吃一兩次，就可以睡得很好。胃和則安眠。

家裡只要有小孩這雞屎藤就一定用得上。因為孩子會吃撐、會厭食、會挑食。上述情況中腸道裡有積滯，因為我們這時代營養過剩，孩子們會吃大量的糖果、零食，那如何解決？

我接診的患者中有一個小女孩，她第一天晚上只吃三顆牛奶糖，結果第二天胃口就沒有了，早餐不吃，午餐不吃，晚餐也不吃。我給她開雞屎藤陳皮來煮茶水，喝下去後才兩三個小時就喊肚子餓了，可見消積化食效果立竿見影。

還有一個小男孩，他去吃了麥當勞，回家就不吃飯，硬吵著要到外面吃，家長拗不過他。但是在外面吃得愈多，在家裡吃東西愈沒有胃口，給他開雞屎藤配山楂。如果普通的積滯，配陳皮就行；如果吃肉吃得食積來，你要配山楂。山楂消肉積的效果非常好。

把胃腸壁的積垢融化掉，叫消融宿食。

小孩最常見的就是兩個病，一個是外感風寒溼，另一個是內傷食積。雞屎藤這味藥同時能祛風寒溼，還可以消食化積，因此我們也稱它是孩子的保護傘。

胸悶

雞屎藤治療胸悶，單方雞血藤煮水或可酌情加鬱金或者絲瓜絡。藤類藥善於通達。心主血脈，血脈不通，雞屎藤可以通之。

疼痛

雞屎藤50至100克，煮水或者泡酒（雞屎藤用乾品效果更佳），若頸椎方面僵硬的病人可酌情加葛根；脅肋痛可以用雞屎藤加元胡；腰背疼痛加杜仲。

一旦天氣轉變，有些人的關節就痛得要命。這是因為天氣轉變，他的氣轉不過來，局部不通則痛，直接用雞屎藤加紫蘇葉煎藥。天氣變化過後疼痛劇烈，就當天抓一劑吃下去，不用忍痛五六天。

肺主治節，通宣理肺用紫蘇葉，雞屎藤通關節，而天氣變化主要影響肺，所以調肺用小青龍湯。

雖然它能治療咳喘，但是我們用小青龍湯還可以治療老年人關節痛，你們怎麼也想不到，肺主治節。你會發現一些老年人，中風或者痴呆過後走不動路、拖著腳走路、板結或者晚上抽筋嚴重，不一定要吃藥啊！雞屎藤熬濃水過後，加一點點花椒拿來洗腳，花椒能夠暖陽，但是花椒通絡的功效不如藤類藥。甚至用雞屎藤洗完過後你香港腳都會好，雞屎藤臭濁，以毒攻毒，以苦降苦，以臭治臭。《李氏草祕》中提到「雞屎藤煎湯來洗腰膝，可以治風寒溼痹痛，腰膝轉動無力」。

古時八百里加急他們怎麼做到的？古代快遞八百里加急馬和人要跑很遠，很累。「快遞員」遇到驛館驛站，換馬、換湯水。湯水用艾葉、雞屎藤、花椒熬成一盆過後泡腳，血脈立刻就疏通放鬆開來，然後吃一頓飯，跳上馬繼續趕路，這就是用中藥保證快遞非比尋常的通暢。

腹痛、腹瀉

比如，有人總是腹瀉，腸道中的汙垢，像鍋底一樣，長期不清理，熱量很難透進去，都被汙垢阻隔，這樣很多能量就浪費。同理腸道積存的汙垢不消掉，時間一長人的面色會變黑，吃了有營養的東西，身體也吸收不到，還是覺得沒力量。

慢性闌尾炎、腹部隱痛的病人，不想開刀，不開刀又不舒服，那麼用紅藤、敗醬草、雞屎藤三味藥。基本沒有這三味藥解決不了的堵塞，除非它是惡性腫瘤侵蝕到深處。紅藤、敗醬草和雞屎藤，堪稱腸道最厲害的清道夫。

中暑

好，我們再看，夏天中暑了也可以用雞屎藤根，然後煮水喝可以解暑，因為它有清熱解毒的功效。體內的無名腫毒會導致長瘡，把新鮮的雞屎藤搗爛過後直接敷上去。什麼叫無名腫毒？就是身體長這種膿包塊，你叫不出名字，叫無名腫毒。用藤類藥疏通經絡後，瘡腫就平下來。新鮮的雞屎藤，搗爛過後敷在背上，然後再用一部分來水酒各半煎服，煎服喝下去瘡會好得很快。常見的皮膚過敏、神經性皮炎、背部搔癢都可以治療。一些人大病過後身體會腫脹，胃口不好而且耳朵會嗡嗡作響，用雞屎藤跟五指毛桃一起煲湯。一個補一個通，有利於病後修復。

中毒

雞屎藤還可以用來治療有機磷中毒，用雞屎藤、綠豆加水煎成三大杯，先服一大杯，二到三小時後再服一次，藥後可能會有排泄的過程，例如：腹瀉，但是那些毒熱毒藥會隨之排出體外。

夏天小孩身上會長痱子，我用刺莧、槓板歸合雞屎藤煮水後給小孩洗澡。這個方法可以清肺熱、解血毒，洗一至二次就好。

咳嗽

雞屎藤從頭到腳都能治哪些病？

咳嗽，常見的小兒咳嗽，肺裡有積熱，它可以化；舌苔厚、白、膩，它可以解。患者咳嗽膿痰，我給他用二陳湯跟四逆散後他說好些但是還有膿痰，總咳不乾淨。我又給他的藥方中加30克雞屎藤，把肺裡的濃痰、濃濁當作積滯來消。枳殼、桔梗把痰濁引到胸肺，再配雞屎藤，消胸肺裡的積，三味藥煮水服下，肺中的積滯都會消。

脂肪肝

胃痛用單味雞屎藤就能行氣止痛，因為藤類藥善於行走，而且味道臭濁，善於排汙。一個善於行走排汙的藥，它治好了胃痛，它還可以治脂肪肝。

好多脂肪肝的人問我怎麼開出好的保健藥？

對於普通的脂肪肝患者，肝內油脂偏高，肝包裹油脂的人，首先要明白肝這些油從哪裡排？一個從腸道排，所以你要用雞屎藤，通肝氣，降腸胃，所以只用一味雞屎藤就是降脂的妙藥。如果加到何首烏、決明子、枸杞子、荷葉這四味常用降脂茶中，更有畫龍點睛之妙。

我們當地的領導來找我給他開降血脂的藥方，我都讓他用這個藥方泡茶，喝了一個月血脂就降下來了。

心臟堵悶

講完肺肝胃，雞屎藤還可以治心臟。

心與小腸相表裡，許多中老年人心臟不舒服，因為坐久過後導致血脈受壓，就像我們客家話「下肚頭堵塞，心肝暴逼，頭腦嗟掣」，下面肚子受到壓抑，你的心好像要爆一樣，頭就會抽搐。

我們怎麼辨呢？用雞屎藤加川芎、葛根、丹參（也叫頸三藥），是治療心臟堵塞悶塞的良藥。

我們也可以經常用頸三藥加陳皮、麥芽，它們都是通血脈、通腸道的藥，因為心主管道。如果只領悟了心主血脈，層次還不夠高。

心是主管道，除心腦血管外還包括經絡管、腸管。經絡管腸管周圍的血管舒張跟收縮全部靠心；心堵住了，其他管道也就堵住了。雞屎藤疏通管道，消血管壁上的積垢，血管通暢，心就舒服了。所以它治療心臟方面堵塞悶塞的疾病，是曲線救國。

皮膚搔癢

雞屎藤治療皮膚搔癢。

新鮮的雞屎藤搗爛過後，哪個地方癢擦哪裡，擦完後它的臭濁味，就可以把周圍的濁氣給洗刷下去。

如果沒有雞屎藤怎麼辦？也簡單，我們前幾天講的用刺莧加楨板歸，幾味帶刺的藥。

深圳的一個患者回來找我，他說他的兒子胸口經常長小疙瘩而且癢得厲害。我讓他拔出去疙瘩後用上面提到的方法擦洗，刺莧跟楨板歸兩味藥是治療無名腫毒、搔癢難耐的特效藥。

接下來還複習到雞屎藤解毒的效果。如果不小心吃了農藥殘留的食物果蔬怎麼辦？雞屎藤泡水喝下去，就能解掉。

它這個解毒的效果將來會風靡世界。

風濕關節痛

雞屎藤治療風溼關節痛是它的強項，治風溼關節痛是藤類藥的強項。它能夠行氣活血，能祛風除溼，藤類藥善走，藤類植物生長特點是繞來繞去，它能夠在草木茂盛的地方穿來走去，所以你吃到肚子裡，它也會串來串去。

有一個肩周炎的病人，我給他開了四劑藥，他吃了前面三劑藥痛得更厲害，但是第四劑藥吃下去就沒事了。後來他說完全好了，僵硬感都消失了。

藤類藥穿來透去時會把堵塞通來，通的過程會產生一些疼痛。

草藥小補帖

雞屎藤，味辛甘酸，性平，入心、肝、脾、腎經。祛風活血，止痛解毒，消食導滯，除溼消腫。治風溼疼痛、腹瀉痢疾、脘腹疼痛、氣虛浮腫、頭昏食少、肝脾腫大、瘰癧、腸癰、無名腫毒、跌打損傷。

⑴治氣鬱胸悶、胃痛：雞屎藤根50至100克。水煎服。

⑵治餐積腹瀉：雞屎藤50克。水煎服。

⑶治小兒疳積：雞尿藤乾根25克、豬小肚1個。水燉服。

⑷治婦女虛弱咳嗽、白帶腹脹：雞屎藤根20克、紅小芭煎頭20克。燉雞服。

⑸治紅痢：雞屎藤根20克、路邊薑10克。燉肉服。

⑹治小兒脫肛：皆治藤近根之頭，老者，酒蒸曬十次，和羊腸煮食之。

(7)治關節風溼痛：雞屎藤糧或藤50至100克。酒水煎服。

(8)治闌尾炎：鮮雞屎藤根或莖葉50至100克。水煎服。

(9)治背疽：鮮雞屎藤100克，酒水煎服；渣或另用鮮葉搗爛敷患處。

(10)治跌打損傷：雞屎藤根、藤各50克。酒水煎服。

(11)治有機磷農藥中毒：雞屎藤150克、綠豆50克。水煎成三大杯，先服一大杯，二到三小時服一次。藥後有嘔吐腹瀉反應。

第23日

蔞葉

8月20日　晴　湖心亭公園

好，今天我們要講的是水蔞又叫蔞葉。你們可以摘一片葉子，揉爛了放到鼻子上聞，有人説它臭，有人説它香。這味藥跟胡椒有類同之處，也屬胡椒科。

胃病

其實臭或香是描述它的氣味很獨特，嚐過後有那種暖洋洋溫和的感覺，所以它用於治療一切消化系統寒疾。

我給大家舉一個例子，九十多歲的老人家，常年不吃藥。他就吃這個蔞葉，甚至拿來煮粥，他把胃養得非常好。

所以廣西把蔞葉用來炒飯，孩子們搶著吃。平時只能吃一碗，只要用它炒飯吃可以吃三四碗，而且還不容易撐脹，因為它能夠消積行氣、祛風解毒。

所以我研究蔞葉是從這個老爺子身上得來的啟發。他對這味藥極度推崇跟讚嘆，因為他的身體就靠這味藥養起來的。胃養好了，免疫力也就提高了，自然生病就少。

蔞葉這味藥專門用來養胃。胃寒冷口吐清水，咳痰清稀，吃涼果過後就不舒服，用蔞葉來炒飯保準你吃一次胃就暖一次，比胡椒豬肚湯都有用。

因為胡椒豬肚湯中的脂肪高，也吃不了那麼多，但是蔞葉炒飯是清淡的，並且能提高消化能力。芳香的藥可以增加胃腸道的蠕動力。

有人在自己家種蔞葉，我說：「為什麼你要種蔞葉？」他說：「我媽媽吃了很舒服。」這老年人有胃病，去縣城醫院看不好。每天早上放幾片蔞葉下去煮粥喝，胃就暖洋洋充滿力量，冷冰冰地就會顯得疲軟乏力。這味蔞葉可以讓胃溫暖起來，氣升起來。

經痛

我們再看蔞葉治療婦人經痛。這味藥治療肚子受寒涼引起的經痛效果最好，肚子不涼，效果就沒那麼好。它像一團陽光，跟小茴香配在一起拿來煮水喝，經痛就會減輕。還有一個辦法根本不需要把它做成難喝的藥，將小茴香打粉、蔞葉曬乾後打粉，再配點薑絲熬粥。

月經來臨前的一個星期，天天喝一兩碗這粥，到月經那天就不會痛了。頑固經痛那也簡單，平時就用蔞葉打粉後沖水，月經來臨前三五天就放在粥裡，或者倒在麵條裡拌著服下，吃過後肚子就會感覺暖洋洋的，也不痛了。

關節痛

我們當地用蔓葉來治療關節痛，剛才講癢，現在講痛，只要是局部疼痛，比如手指關節、肩周炎或腰肌勞損的疼痛，都可以用蔓葉。

蔓葉跟苦刺芯（也稱刺三加、白勒），用兩味新鮮的藥一起各用50至100克，煎水過後喝下，剩下的渣再煮水洗患處，內外並用，疼痛就會減輕。如果胃比較寒冷，要加幾個大棗進去。

婦科疾病

有些女性白帶偏多且比較清稀，清稀為寒。用新鮮的蔓葉30克，煮水後加紅糖喝下去白帶就好了。

《黃帝內經》中記載：「諸溼腫滿，皆屬於脾。」各種溼腫滿，都是脾胃不愛動了，所以蔓葉一下去，脾胃就變成主四肢，蠕動的能力增強。

尿赤痛

有些病人尿黃赤、疼痛。可以把海金沙和蔞葉一起煮，單用海金沙治療慢性尿道炎的話藥力不夠。因為慢性尿道炎不可以只用車前子跟海金沙這類利尿藥，要配黃芪和蔞葉。

以前我的老師問過我，為什麼複方石韋片要用黃芪配石韋？石韋的作用是利水，能夠通淋，通過增加排尿，排出膀胱內的結石；加黃芪，給它補，讓利水藥充滿能量，可以利更多的尿。這就是老年人長時間氣虛便祕用黃芪通便；前列腺炎、尿道炎用黃芪利尿的原因。所以黃芪通過扶正陽氣，石韋、蔞葉或羅網藤（海金沙）祛邪利尿時讓你的膀胱尿道都有力量，進而排得更多。

很多人都說，我現在排尿都排不乾淨。那麼用黃芪、蔞葉再加點薏苡仁、赤豆進去，補氣利水，吃上一兩次排尿就順暢了。

腰腿痠痛腫脹

你們會碰到中老年人腳跟痠痛。腳跟痠痛大都是溼氣下注。我不治他的腳而治他的胃，因為脾胃主四肢。

蔞葉配上能主腰腳的杜仲。你要治療溼氣，多數是要用炒製的藥，所以炒過

的薏苡仁除溼效果更好，包括杜仲，杜仲炒過後20至30克，加點蔓葉下去，它就會變得好吃，

蔓葉這味藥也是重要的調味料，可以讓你的胃腸動得更快。

無名腫毒

你會碰到一些常見的膿腫、無名腫毒，蔓葉它有解毒消腫的作用。蔓葉搗爛過後，敷在局部瘡腫上就能夠將其消散，不用多，就150至200克足矣。

肝病

有人還用蔓葉來治療肝癌，它為什麼治療肝癌？

「見肝之病，知肝傳脾，當先實脾。」

肝病，包括小三陽到脂肪肝，第一反應絕不是肝部有多痛。所有肝病的症狀表現剛開始一定不是表現在肝上，你看得見的問題一定是剛開始胃口不好。

用蔓葉來配合通肝膽的藥如：木香、鬱金、蒲公英、大小薊、金銀花、白花蛇舌草和半枝蓮等可以達到解毒、活血、行氣、健胃的目的。把這幾味藥抓在一起，既治療小毛病又治療癌症這樣的大病，因為這些藥加強肝臟的排毒能力。

這幾味藥配在一起吃下去，胃不會被敗壞，蔞葉還可以保護胃腸。

蚊蟲叮咬

小孩子被蚊蟲叮咬的問題解決起來那就太簡單了，將蔞葉揉爛敷上去，等下就不癢了。相當於是一個現做現用的「百草油」。

夏天，大家會到外面去爬山或者幹活，容易在農田裡被毛毛蟲、蜈蚣或蜜蜂螫到。這時你把蔞葉搗爛後加一點點酒，敷在螫傷處，立刻清涼很舒服。甚至可以提前做好裝到瓶中帶出門。

受涼腹痛

孩子吹了空調後會感覺肚子裡冷脹脹，這時用蔞葉跟酒配合，搗爛過後，搞一塊貼到肚子上面去，等下咕嚕咕嚕放幾個屁，肚子就輕鬆了。晚上空調凍著了，肚子痛冷，蔞葉搗爛過後敷在肚臍上，如果你能夠加酒，用鍋把它煨熱效果更好。或者放在肚子上再加一個熱水袋，等下那個腸胃就嘩嘩啵啵，屁出來就輕鬆了。

咳嗽

寒咳冷咳乃肺中虛，在這個時候我們要培土生金，假如你家裡有老年人晚上咳嗽得厲害，你早上就給他搞一碗蔓葉粥，也可以搞點肉桂粉，或者搞幾片生薑放在粥裡，吃後肺就舒服，晚上也就不會咳得那麼凶了。

中老年人基本上七八十歲以上的人都適合吃蔓葉粥或者蔓葉炒飯，因為到那年紀牙齒開始脫落，胃的力量已經減了。

蔓葉治療腳氣水腫，腳軟沒力。

蔓葉草的根能壯腰腳，葉可以散風寒，莖可以疏通腸胃經絡。

所以這一味草藥它的根莖葉有不同的效果。

相似的藥還有紫蘇葉，葉子能發散風寒；梗寬中下氣；籽化痰。桑葉，桑枝可以用於治療高血壓；桑葉治療眼睛紅腫痛；桑白皮，也就是根，治療更年期渾身發熱睡不著覺；果實治療乏力腰痠腿軟，還能夠補血，治療貧血。

很多藥不同部位作用不一，大家好好琢磨橘子裡有幾味藥。

一棵橘皮樹它就包含了很多味藥。從枝、葉、皮、絡、籽、肉。後面我會跟大家講講如何解剖一味草藥，它的心、根、種子、莖都不一樣。

蔓葉在我們當地又叫大風葉。以前有人經常搞這個來炒飯吃，吃了胃很好，而且風溼少，頭暈短氣都沒了。

蔓葉有五大功效，也叫五祛。

第一，祛風除溼。

以前人幹農活是不是經常要跟水打交道，所以這些人的腿腳常泡在水裡會沉重，肩背會酸脹。蔓葉炒飯，專治腰背痠軟。

第二，散寒止痛。

蔓葉炒飯治一般吹到風寒，不管是頭痛、臂痛、關節痛還是腰腳痛，通通管用。有人吹了風過後鼻塞頭痛，脾開竅於口，脾主九竅，竅打開來過後痛就減少。

第三，驅毒消腫。

蔓葉可以驅毒，跟紫蘇葉一樣，魚蟹腥氣中毒。

如果有腳氣、腳腫，蔓葉煮水，兑一點點酒喝下去，症狀就會減輕。

第四，祛痰鎮咳。

小孩吹冷風後咳嗽不止，它可以把痰氣祛走，讓咳嗽恢復，叫祛痰鎮咳。

第五，祛溼利尿。

尿道炎、結石的病人，要用新鮮的蔓葉配海金沙，不然你只用海金沙腰部會太涼，加蔞葉能緩解它的涼性。如果最近上火吃青草藥吃太過火了，搞得胃涼胃冷，蔞葉搞點來炒飯，就把這個寒冷給調過來。

風溼關節炎，風寒溼毒痰全部聚在關節，五毒俱全，用蔞葉和苦刺心（也叫白勒），搗爛過後敷在關節上面，關節痛即可大為減輕。

這味藥除外用於跌打損傷、關節腫痛，也可用於蟲蛇咬傷。蔞葉搗爛敷上去它可以療傷。

草藥小補帖

蔞葉又名蒟醬、青蒟、蘆子、大蘆子、蓽茇、檳榔蒟、檳榔蔞。味辛、微甘，性溫，能祛風散寒、行氣化痰、消腫止癢。用於風寒咳嗽、支氣管哮喘、風溼骨痛、胃寒痛、妊娠水腫；外用治皮膚溼疹、瘡癤、腳癬。

用法用量：5至15克；外用適量，煎水候溫外洗，腳癬可浸泡。

驗方1（治外感，傷風咳方）：青蒟葉7片、東漢桔根25克、芒果核2個、布渣葉25克。清水三．五碗，煎成一碗煎服。

方解：傷風之病，由於邪犯皮毛，皮毛為肺之合，故易咳嗽。方中青葫葉、東風桔根入肺，疏風止咳。芒果核、布渣葉消膩滯。相輔為用，效果甚佳。

方歌：傷風咳嗽用青葫，芒核布渣葉共收，東風桔蔃疏風好，外感食滯可無憂。

驗方2（治雞咳方）：青葫葉7片、糖冬瓜25克。清水一碗半，煎成半碗，溫服。

方解：本方青葫溫以散寒，糖冬瓜甘以潤燥，合為散風寒潤肺燥之劑。

方歌：雞咳頻頻不必愁，溫散寒邪用青葫，糖冬瓜入能潤肺，服完之後樂悠悠。

驗方3（治風寒咳嗽經驗方）：番鬼檸檬葉20片、乾青葫5克。清水二碗，煎成大半碗，日服一次。

方解：番鬼檸檬葉，葉厚，有茸毛（不是一般檸檬或西檸檬葉），氣香，味微酸，性溫，散肺經風寒，化氣除痰，治風寒之咳。青葫性味辛溫，化氣除痰，治風寒咳嗽初起，相輔為用，可並治新久風寒咳嗽，對於老人之患是症者，尤為適宜。

方歌：風寒咳嗽乾青葫，化氣除痰力最優，君以番鬼檸檬葉，老人寒咳不須愁。

第24日

葫蘆茶

8月21日　晴　湖心亭公園

日不缺講，日不乏寫。每天都不缺乏講課，每天都不缺乏創造，即使你很蹩腳，最後你也會變得很強悍。

所以中醫要出精華，學要學得透澈。

今天分享的這一味藥可以通上徹下，可以靈活運用各種疾苦之中。這味草藥在五經富泡茶裡名列前三。

在我們當地沒人不認得它，它號稱涼茶中的極品。它堪稱是解決飲食飽脹、暑天上火的妙品。

另外當地鎮民以前沒有消炎藥、止痛藥，他們就靠這個草藥度過一輩子，它有消炎止痛、清熱解毒、消積殺蟲之效。

這味草藥是葫蘆茶。

我們也叫百羅舌，狗舌頭，它是少見的可以用在涼茶中藥性平和，效果好，功能全面的一味中藥。

海外僑胞稱這種中草藥為仙茶，把它放在鹹魚堆裡，鹹魚不容易生蟲，放到鹹菜裡，鹹菜不容易壞，用在人身體，臟腑用得更久。

葫蘆茶嚐起來澀、苦後有回甘。酸澀收斂滌汙膿，所以它可以把體內的汙膿滌蕩出來。

比如有人吃了鳳梨，出現眼睛眼珠紅脹、皮膚紅疹、咽喉痛。這樣的情況下還不想去醫院裡面打點滴，那就用新鮮的葫蘆茶125至250克，煮水喝下去，就能退疹。

天氣炎熱，大家都怕煎炸燒烤的食物。有位父親帶孩子旅遊，在外面吃了煎炸的食物後在外面沒有發病，回到家裡發病了，咽喉腫痛，水都難吞下去，話都講不出來。這時葫蘆茶要熬濃的，絕對不能熬淡的。這時愈濃的葫蘆茶滌汙膿的效果愈好，再放兩三個敲碎的新鮮橄欖下去，橄欖又叫青果，吃了二次咽喉腫痛好了。這個就是葫蘆茶清利咽喉之功。

葫蘆茶從頭到腳都是寶，新鮮的和曬乾的都好，有些人把葫蘆茶帶到國外，放在草木店裡賣。

葫蘆茶治療腹瀉，吃了不乾淨的或者隔夜的食物後肚子痛，有些人比較嚴重，能瀉一上午。葫蘆茶配鳳尾草治療各種痢疾腸炎。

葫蘆茶澀，能收藏，鳳尾草能清利溼熱，把肚子裡的東西清下去，再收腸管，吃幾次就好。

葫蘆茶搗爛以後，榨出來的汁擦在患處，如果你還有其他問題，加點帶刺的藥，例如：刺莧、槓板歸或仙人掌，搗爛後隨便加一兩樣都行，每天敷三到五次，一兩天腫就下去了。

心煩口渴葫蘆茶泡參或者黃荊子，當天喝當天就解煩除渴。有人甚至煩渴得睡不著覺，吃下去還可以治失眠。

患有風溼關節病的人預測天氣比天氣預報還準。風溼關節痛要用葫蘆茶的根。根善鑽，能入地底；葉發表，能解表證，所以表面的熱用葉子，而深層風溼熱好痛的要用根。

皮膚搔癢蕁痲疹，葫蘆茶熬濃水，擦在患處。

孩子黃疸、皮膚黃、眼黃、尿黃、皮膚黃，鞏膜也是黃。通常治療黃疸用茵陳，但嶺南不一定能立刻採到茵陳。茵陳主黃疸而利水。《本草求原》記載：「葫蘆茶退黃疸。」因此它和茵陳的作用相同，並且它退黃疸是很澈底。首先它能清肝腸，肝腸那些髒東西被清出來，黃疸就退下去；其次它能利尿，可以讓你體內黃色的東西稀釋在尿液中排出體外，所以它退黃疸很安全。

我們還會碰到一類病人臉發黃，手腳發黃，諸黃屬於什麼？屬於脾，黃乃脾之色，肚中有積，泛黃的皮膚營養不良，消化不良。葫蘆茶煮水加點山楂消積活血。這個藥用後面黃肌瘦都會變得好看，如果孩子確實很弱，你加點黨參黃芪，不弱不加。

黃褐斑的解決辦法一樣。臉上有黃斑，葫蘆茶配紅花，紅花能夠活血，葫蘆茶接著就消斑，所以葫蘆茶還有美容的作用。

平時有人總咳嗽，痰中帶點血絲，這時用葫蘆茶的根煮水，喝下去咳嗽帶血就會減輕。因為葫蘆茶偏涼，所以這種咳偏於燥咳熱咳。

葫蘆茶125克煮水。煮水後含在咽喉裡，含幾分鐘後吐掉不要喝到胃裡，那剩下黏在咽喉口腔的藥可以混著。水吞下去，這樣就不會傷胃。口腔潰瘍，咽喉痛咽炎，就用這個方法。

嶺南用葫蘆茶最多的還是用來治小孩食積，葫蘆茶就是一味消積藥，除此之外還有減肥之功。身體有積滯，腸肥肚滿的人用葫蘆茶可以去腸道內的油垢。

消食化積

有人貪吃，結果吃撐了胃痛、胃腸撐脹，舌苔白膩不下，人動不了，這時抓一把葫蘆茶煮水。煮好後慢慢地一小口一小杯地喝，喝完一壺後膩膩的舌苔就被融化掉了。舌苔澄澈胃腸蠕動，幾個屁過後若無其事。

一位老師因為孩子不吃飯、厭食挑食來找我，據他所說沒有吃超過一小碗的時候。我給他開葫蘆茶，搞來過後熬水。小孩喝下去後，中午拉他爸爸的手去餐館吃了兩碗，所以葫蘆茶它消融宿食的效果頂呱呱。

我再舉個例子，有一個人三天都沒吃飯，他吃普通的化積食的藥沒有效，因為酒、肉吃太多了，消化不了。有位老爺子說趕緊去拔葫蘆茶，拔來熬濃濃的，熬得像那個黃牛尿一樣。當天那人喝下去下午就起床幹活了。

當時大家問為什麼？老爺子說他一定是裡面有食積，外面還感了風氣，把百脈閉住了，所以單純吃消積的山楂麥芽之類的效果不理想，必須用葫蘆茶，既能消積殺蟲還可以解毒祛風。

這裡給大家分享個生活小補帖：在家裡醃鹹菜的時候，你只要放幾條連梗帶葉的葫蘆茶，放在鹹菜的周圍就可以避免生蟲。

所以未來的中藥開發保鮮，是一個很有前景的行業，為什麼？綠色保鮮！

根據這一點深入思考一下，帶著髒東西的食物，便祕的人吃到肚子裡後，在肚子裡積存堵塞。這些便毒入血，輸送到頭面就會長斑。

所以這些斑、痘之類，其實就是腸毒上攻。我們要把這些毒降下去，不要讓它腐敗得太多，就用葫蘆茶煮水。

有個小伙子，他要出去上班，可是滿臉都是痘痘而且皮膚暗黑，大便經常三四天一行，出去沒辦法熬藥。我讓他去採些沒打除草劑的葫蘆茶存到家裡，一次就用一團，像那個小草團一樣塞到那個壺裡煮水喝，喝了半個月，他從那之後大便天天有並且天天通。這位病人是熱毒性的積滯便祕，積消，臉上那些黑氣就退，肚子脹、油膩的感覺也消失了。

這是一味消積茶，一味化膩涼茶——葫蘆茶。

葫蘆茶它號稱龍舌茶，龍的舌頭。你只要看病人的舌苔膩厚，就用葫蘆茶，它能把舌苔給洗刷乾淨。

小兒疳積，不愛吃飯，葫蘆茶20克煮水，兑點點糖下去。北山中學一個老師的孩子，因為食積腹脹不吃飯，我讓他用葫蘆茶，量不大只用三泡。第一泡吃完就胃口開了，三泡吃完，半個多月不愛吃飯的症狀就消失了。

食積日久，腸道會積一層垢。這層積垢就要用能消融化食的一些藥茶來把它融化掉，不然它就擋住你營養吸收的通道。

肺熱咳嗽

肺熱咳嗽，這種咳嗽通常咳得很厲害，舌尖紅。

這時要用葫蘆茶的根。葫蘆茶的根藥力更猛，20至30克煮水喝下去咳嗽就會減輕，這是肺熱咳嗽。

口渴

我上一次辦山林班的時候，有徒步，要穿越很遠的路。大家身上帶的水差不多快喝完了，陽光當時仍十分強烈，剛好看到有一片葫蘆茶。我就讓每人採一兩片放到嘴裡嚼。乾渴的情況下，把葫蘆茶放幾片到嘴裡一嚼，起到口舌生津的作用。

好多中老年人睡覺後，口中焦渴，飲水都不解渴，葫蘆茶可以解，甚至糖尿病人用葫蘆茶都可以。新鮮的芯泡茶，當你喝下去時會有回甘的感覺緊接著口水就上來了。

咽喉腫痛

咽喉腫痛很多藥都可以治，但是論藥性平和，葫蘆茶位居前列。治療咽喉不利索、疼痛基本是現喝現見效，對急性咽炎特別有效，而且它不怎麼傷胃。

我們隔壁鄰居因為咽喉疼痛來找我，他問：「什麼方法見效最決？」我說：「最決速的方法就是扎針，不吃藥。」

在少商穴一刺下去，擠出幾滴血後咽喉痛就下去，急性咽痛特效。他怕痛，我說怕痛就吃苦吧！

用葫蘆茶熬濃水後，喝下一升左右，熱毒性咽炎，身體缺水，水虧則火旺，陽虛則陰盛。如果怕藥苦，飲葫蘆茶的時候，兑一點點蜂蜜進去。喝下去咽喉潤開，火氣就消了。

另外，治療扁桃體發炎可以在葫蘆茶中加青橄欖一起煮水，兑一點點蜂蜜，也有特效。而且藥一定要用新鮮的，用乾品就沒有新鮮的藥材效果好。

腰痛、下肢腫脹

葫蘆茶治腰痛，葫蘆茶30克、赤小豆一把，加點炒杜仲，不管是寒溼還是溼熱都可以用，因為杜仲、赤小豆、葫蘆茶藥性平和。性平的藥物，可以平調寒熱。

葫蘆茶治療老年人腳部腫脹，如果腳底熱，用葫蘆茶100至200克都好，煮濃茶。喝下去後小便會很多，同時腎炎等各方面都能減輕，腰痛也會消掉。

之前義診的一位病人主訴腳底發熱，我給他用地骨皮，也可以用葫蘆茶。地骨皮就是枸杞子樹的根皮，專門滋陰降火，骨蒸潮熱，骨頭裡頭燒出來的熱，就這一味藥10至20克泡水，即可消去。

有些更年期婦女覺得熱，熱得好像骨頭裡燒出來似的，葫蘆茶一小把配合地骨皮，骨頭燒熱感就沒了。

便祕

上次有一個便祕很嚴重的病人，大便四五天一行，嚴重的時候六七天。他每次上廁所都要帶一瓶香水，不然臭氣熏天，這就是積久成毒。

這個時候怎麼辦？葫蘆茶熬濃茶，便祕得愈厲害要煎愈濃，再兌點蜂蜜，吃下去天天排便。五經富三大涼茶：葫蘆茶、白花蛇舌草和黃荊子（布荊子）。

黃荊子解暑第一。

葫蘆茶消食化積，治撐脹第一。

白花蛇舌草消肝炎腫毒第一。

草藥小補帖

葫蘆茶味苦、澀，性涼清熱解毒，利溼退黃，消積殺蟲。用於中暑煩渴、感冒發熱、咽喉腫痛、肺病咯血、腎炎、小兒疳積、黃疸、泄瀉、痢疾、風溼關節痛、鈎蟲病、疥瘡。

⑴治咽喉腫痛：葫蘆茶100克。煎水含咽。

⑵治肺病咳嗽出血：葫蘆茶乾全草125克。清水煎服。

⑶治痢疾：葫蘆茶全草、細葉扯頭孟根各100至150克。加雞蛋一個同煎，煎至雞蛋熟時，將蛋殼除去再煎，加生鹽調味，湯蛋同服。

⑷治風溼性關節痠痛：葫蘆茶，每次100克，合豬腳節燉服。

⑸治硬皮症：葫蘆茶、拔膿膏（蕁麻科糯米藤）各等份，和食鹽搗爛敷患處。

⑹治妊娠嘔吐：葫蘆茶（乾品）50克。水煎，分三次服。

⑺治產後瘀血痛：鮮葫蘆茶全草25至50克。杵爛，酌加米酒燉服。如用清水煎服，可治月經病。

⑻治暑季煩渴：葫蘆茶，煎成日常飲料，以代茶葉。能解暑清熱止渴。

⑼治癰毒：葫蘆茶葉搗絨，取汁滴於傷口，每日二至三次，每次適量。

⑽治蕁麻疹：葫蘆茶鮮莖、葉各50克。水煎服；或用鮮全草適量，水煎熏洗。

第25日

牛大力

8月22日　晴　湖心亭公園

下面要講的這味藥也是嶺南十大名藥之一，牛大力，甚至可以和地膽頭相提並論。

這味藥的效果可以比作人參，因為它甘甜，甘甜可益力生肌。

牛大力它有一個別名叫大力薯、甜牛力、金鐘根。它的根，像一團一團金鐘倒扣，增強人體衛表的金鐘罩，因此人們也叫金鐘根。

衛氣屬於陽氣的一種。生於水穀，源於脾胃，出於上焦，行於脈外，其性剛悍，運行迅速流利，具有溫養內外，護衛肌表，抗禦外邪，滋養腠理，開闔汗孔等功能。

萬物生長靠供養，沒有供養不生長，包括皮膚的功能，所有皮膚病，就是皮膚的供養功能斷節。

抵抗力差加之吃些腥臭之物，皮膚就會搔癢。這種情況下我們用葫蘆茶去除腸道積垢，再用槓板歸、刺莧（帶刺的藥），有刺能去風，治癢必帶刺，熬水止癢效果就會很好。

有一位阿姨得了重症肌無力，體重才四十多公斤，從五十五公斤瘦到四十多公斤。我讓她把食療進行到底，藥天天吃會很難受，但是食療可以天天補，再加上運動。

我給她開黃芪、五指毛桃各50克、牛大力30克、枸杞子20克、巴戟天15克、陳皮5克，她吃了三個月以後，就不去大醫院了，而且體重由四十多公斤長到五十多公斤。

所以牛大力這味藥，甘甜益力生肌肉是很快速的，碰到重症肌無力這種大病，必須要用名藥、大藥、奇藥。

小兒尿床

牛大力治小孩尿床的效果跟五指毛桃、黃芪這些藥不相上下，一個補氣、補腰，腰部有氣，尿床就會消去。

我治療過一個小孩尿床，孩子已經六七歲，一天還要尿兩三次，有時候三四次。

我讓他用牛大力熬水加五指毛桃和金櫻子，才吃了一個多星期就不尿床了。

金櫻子因其具有固精縮尿、固崩止帶、澀腸止瀉之功效，故常用於遺精滑精、遺尿尿頻、崩漏帶下、久瀉久痢。

尿急

現在，我們把膀胱比作一個水庫，假如河壩鬆鬆垮垮，那水一打下去就沖下來，所以河壩要有力。河壩它由什麼組成？土，所以要找培土的藥。哪味藥既能培土又能補腎？牛大力！

牛大力的味是什麼？甘甜，入土入脾，而且它還能壯腰固腎，脾腎並補。很多老年人患有尿急。治尿急就用五指毛桃、黃芪、枸杞子、牛大力四五味藥，放在一起煮了個濃湯，再加點紅糖。老年人胃腸功能等各方面都減退，吃不了太苦的東西，所以加糖，他吃得了；而且個月吃二、三次足矣，這個月就能平平安安度過。

再嚴重的是尿失禁，尿漏下來。同樣的方法每個月熬二、三次，嚴重的熬五、六次。藥熬得濃濃的，吃下去腎臟膀胱的氣足，排尿就乾淨，而且還能夠把它兜得住，就像我們之前提到的河壩一樣。

腰痛

腰痛又抽筋的病人，我給他用牛大力30克、淫羊藿30克、小伸筋草15克。第一劑吃下去，晚上就不抽筋了；第二劑下去，腰痛基本上能緩解。

白帶增多

中老年女性白帶量多、體虛、固不住水。用牛大力、黃芪、五指毛桃三味藥專治體虛白帶增多。

治流涎

老年人流口水。胃內動力不夠，水都消化不了向上泛。用牛大力、益智仁兩味藥，各15克煮水。

腰肌勞損

出差比較多的人在外面舟車勞頓，總覺得腰撐不起上半身。五指毛桃、杜仲、黃芪、枸杞子，煮濃汁，服用後第二天就會覺得腰部有力量，不用再賴床了。如果病人會喝酒還可以兑點酒，行氣活血，可以把腰力帶到全身上下。

慢性肝炎

慢性肝炎不能只治炎、治肝，一定要健脾培土，提高抵抗力。用參苓白朮散加牛大力，脾腎並補，隨後炎症即可慢慢排出。

有些人得了肝炎後還喝涼茶，喝到後面胃下垂、口吐清水了還醫不好。參苓白朮散配伍牛大力，補脾補腎還能疏通經絡。只要把身體的體抗力加強它自然就跑了。

尿頻、尿急用牛大力立竿見效，尤其是小孩尿頻、尿床。

牛大力別名叫大力薯，顧名思義吃了手腳有力。有一次一個山民的手指被機器切斷，切掉以後整個手沒有力，沒法幹活。我給他開牛大力配合五指毛桃加板栗煲湯。牛大力、五指毛桃、板栗都是補腰腎、通筋骨的藥。他吃了一半多，原來沒法割草摘草，現在可以了，而且傷口恢復得很好。

現在很多人都很鬱悶手術、外傷後留有疤痕。疤痕是脾胃不好的一種表現，脾主肌肉，肌肉癒合得會很好，所以要用生肌益氣的藥，如板栗、牛大力、五指毛桃這些甘甜的藥。

甘甜的東西，包括淮山藥，吃後體力會增加，你的肌肉會長得更好。

中醫內科學講，所有病最後的轉歸都是脾腎不好，牛大力就補脾腎，所以它適合虛勞病後期。

放化療後期的病人，血細胞升不高，只能健脾胃補腎。因為血細胞從骨頭造出來，靠脾胃營養去補充，最後靠肺氣宣發到四肢百骸。因此補腎健脾宣肺補血用牛大力30克、枸杞子20克、紅糖、紅衣花生、紅棗等。根薯壯腰腎，色紅入血脈，所以既補腰腎又養氣血。

風溼關節痛的病人，關節僵硬，風溼頑痹屈伸不利，痰濁內淤。

我接診過一個風溼患者整個手關節腫痛，壓不下去。我首先讓他不要再吃魚這些陰寒、痰溼的食物；其次用牛大力、五指毛桃、黨參、枸杞子和大棗熬藥，同時還叫他用苦刺心熬水來泡手，內外結合。通過一個月補氣血、壯腰腎、通筋骨，後來他再碰到我的時候，關節可以屈伸了。

所以我體會到風溼頑痹，要在內壯氣血，在外面舒經絡、開汗孔。

現代生活避免不了吸菸和霧霾。由於空氣質量差導致肺部有一些髒垢。早上一起來就咳痰，甚至有些痰不是黃色而是灰黑色，說明肺傷得很厲害。

這時候用牛大力配黃芪補肺。那麼多髒垢，要去把它洗滌掉，身體正氣不夠，沒法把它們燃燒掉。正氣好像火爐，熬藥的時候火力不夠，加一個小風扇後灶底火力會多兩三倍。再加陳皮，肺主皮毛，以皮入皮，宣理肺氣。這樣可以讓咳嗽、呼吸不利減輕。

剛喝前四五天痰就很容易咳出來，喝到十多天的時候發現咳痰愈來愈少，喝一個月左右時灰痰就沒有了。對咳嗽、慢性支氣管炎的病人或吸菸、在廚房裡工作和城市裡的交警來說，這付藥補腎洗肺，金水相生，是最理想的藥！

牛大力，別名豬腳笠、金鐘根、山蓮藕、倒吊金鐘、大力薯。味甘，性平。歸肺、腎經。能補虛潤肺，強筋活絡。用於腰肌勞損、風溼性關節炎、治肺熱、肺虛咳嗽、肺結核、慢性支氣管炎、慢性肝炎、遺精、白帶。

⑴治腰肌勞損：牛大力根、千斤拔各30克、牛膝、山萸肉、威靈仙各12克。水煎服。

⑵治褒性肝炎：牛大力根30克、土黃連、靈芝各15克。水煎服。

⑶治病後體虛：牛大力60克、千斤拔、掌葉榕各30克、土人參15克、豬瘦肉適量。水煎服。

⑷五勞七傷：乾牛大力50至100克、豬瘦肉適量。清水煎服。

⑸治肺熱咳方：牛大力50克、紅絲線25克、紅菱根25克。清水三碗，煎成一碗服。

⑹治勞倦胸翳咳嗽方：牛大力50克、白花苦燈籠25克、鐵色金25克、五爪龍根25克。清水四碗，煎成一碗服。

方藥集錦

解暑涼茶

黃荊子泡茶。

小孩口臭、消化不良

用黃荊子與金不換，黃荊子一把煮水，熬到好的時候加幾片金不換。

走竄痛，渾身不舒服

黃荊子能袪風煮水，配大棗，能培土。

醉酒

濃煎黃荊子茶，可以迅速解酒消氣。

夏日乏力、厭食，如中暑

用黃荊葉心（清晨最佳），7片、9片或11片，屬於陽（奇）數的都好，嚼服吞下就好。

腹脹、沒精神、沒胃口

黃荊葉嚼服，再走走路，不一會就氣行肚子餓，想吃東西了。

急性胃痛

黃荊子炒香，打粉，每次5至6克，兑溫酒或溫開水送服。

皮膚溼疹搔癢

黃荊樹連枝帶葉煮水洗澡，泡腳。

暑熱小便黃赤

黃荊子泡茶喝。

腳軟無力、溼氣重

用黃荊子跟黃芪煮茶水，一個補力氣，一個芳香除溼有氣，兩個搭在一起，疲軟無力就解除。

咳嗽帶痰

黃荊子配陳皮煮水代茶飲。

胸肋乳房脹痛、心煩氣躁、睡不著

用黃荊子配橘葉煮水代茶飲。

風寒溼頭痛

用黃荊薑棗茶，寒溼用薑棗，風用黃荊子。

腸炎反覆發作、眼珠黃

用馬齒莧煮水喝。

蜂蜇蟲咬

用馬齒莧搗爛，敷在上面，涼涼的，可消痲癢痛。

古載馬齒莧搗爛取汁塗抹，可以治療蜈蚣、蠍子、毛毛蟲、蜂蜇傷。

痔瘡發炎、發熱

新鮮馬齒莧搗爛連渣帶泥敷到肛門上去，一旦藥泥暖和立刻換掉，連續敷幾日便好。

膀胱炎，小便澀痛帶血

新鮮馬齒莧半斤煮水喝。

帶狀疱疹

初起的用馬齒莧搗爛，調花生油，敷在患處，較嚴重刺痛如電擊的用馬齒莧、槓板歸搗爛，敷在患處。

火丹

馬齒莧搗爛敷上，伴發熱的，可用馬齒莧汁兑蜂蜜喝。

急性肝炎、黃疸

一大把馬齒莧煮水喝。

盲腸炎闌尾炎肚痛高熱

一大把鬼針草煮水喝，鬼針草又稱盲腸草、清胃草，能除腸胃垢積。

熱感冒

鬼針草煮水熏蒸，也可以倒入一碗酒，發汗力度更強。

腎炎尿不暢

熬濃濃的鬼針草，喝上一碗，再熏蒸，小便自然暢快，這叫提壺揭蓋，開汗孔以通小便。

高血壓、高脂血症、高血糖

鬼針草10克、山楂5至10克、大棗10枚，泡水代茶飲，鬼針草微發其汗、利小便、暢腸道；山楂軟化血管、消除胃腸積滯；大棗和中養脾。再配合管住嘴、邁開腿。

節後綜合症

鬼針草、黃荊子泡水，代茶飲，名為節後黃金茶，外散風寒，內消積滯，且口味極佳。

脂肪肝

黃芪、鬼針草、山楂、大棗泡水代茶飲，這是脾氣暴躁、暴飲暴食的絕妙良方，加黃芪讓身體排泄有力。

鼻塞偏頭痛

蒼耳子、辛夷花打粉，用酒送服。

鼻炎

四逆散（柴胡、白芍、枳殼、甘草）配蒼耳子散（蒼耳子、辛夷花、白芷、薄荷）、黨參、黃芪。

大便不成形、便溏

炒蒼耳子、蒼朮各10克泡水代茶飲，此方為胃腸道的「風乾機」，溼氣一吹就乾，一溫就化。

預防流感

炒蒼耳子配生薑、大棗，泡水代茶飲。

傷風感冒、周身痠痛

蒼耳草根30至50克煮水。有流感治流感，沒流感防流感，體寒加生薑與紅糖。

老年人風溼腰骨痛

蒼耳草根30至50克煮水喝，或者放骨頭湯裡煮。

皮膚搔癢

蒼耳子10至15克煮水，加紅糖引入血分，治風先治血，血行風自滅。

皮膚溼癢

蒼耳草全草，也可加薄荷開毛竅，煮水熏洗。

蒼耳子散從頭到腳病痛配伍

頭痛的加川芎，頸痛的加葛根，手臂痛的加桂枝、桑枝，胸痛的加枳殼、桔梗，背痛的加薑黃，腹痛的加小茴香、厚朴，腰痛的加杜仲、枸杞，膝蓋痛的加牛膝、牛大力，腳抽筋的加淫羊藿、小伸筋草。

肝鬱肋脹

用玫瑰花泡茶搞不定的，就可用蒼耳子散，疏肝解鬱搞不定的問題，一定要用發散風寒。

老人健忘，小孩腦子昏沉、注意力不集中

此腦袋陽氣不夠也，用蒼耳子、蒼朮、菖蒲煮水喝。脾主九竅，蒼朮用之。菖蒲能開九竅，能夠益智讓人聰明。

魚蟹毒

紫蘇100克，加上生薑一把，煮湯喝。

飲食不節

平胃散配紫蘇，紫蘇解藥毒、肉毒，平胃散恢復脾胃功能。

時代病養生四藥

四散偏重於戒嗔怒，平胃散偏重於節飲食，香蘇飲偏重於慎風寒，四君子惜精神。

感冒流鼻水

紫蘇葉、金不換（荊芥）、生薑。

尿頻

金櫻子50克，煮水喝。

吸菸肺部濁垢多

單味紫蘇子，煮水喝。

老寒痰、灰黑痰

紫蘇加薑泡茶葉。

解酒

紫蘇生薑湯，能化溼和中，提神醒腦，解酒、解溼、解毒，同時都解掉。

兔子眼

桑葉50克，可以加3至5克麻黃或薄荷，不加也管用，直接煮水，今天喝，快的話下午好，慢的話明天都會好。

用眼過度、眼睛紅腫痛

桑葉20至30克、白蒺藜20至30克、木賊草20至30克、蒲公英20至30克。

老人便祕

黑芝麻一大把打成豆漿與桑葉50至100克煮水後，混在一起喝。

首烏延壽丹

桑葉、金銀花與制首烏各20至30克，此方能夠養血安眠，降壓通便，消脂除垢。

風熱感冒

桑葉、菊花泡茶，咽痛加玄參、麥冬、甘草、桔梗。

尿黃赤血壓高

桑葉、車前子各20至30克，煮水喝。

口乾渴

手腳比較涼的用枸杞子，手腳比較熱的用桑葉，不涼不熱兩個搭配在一起。

老年腎虛關節痛、眼睛昏暗

桑椹曬乾泡酒喝，桑根益腎填精，酒入肝，肝主筋，肝開竅於目。

胃痛

7片金不換的葉子，嚼爛吞下，或揉爛加紅糖，熱水沖服。

腿腫

四君子（黨參、白朮、茯苓、甘草）加黃芪、益母草、川芎。

跌打傷

金不換根，煲湯喝。

腰痛

金不換煮水，送服壯腰健腎丸。

口臭

金不換一把，配竹茹30克。

解暑通便湯

金不換、紅薯、綠豆煲湯。金不換順其性，紅薯養其真，綠豆降其濁。

魚蟹搔癢

金不換配黃荊子泡水喝。

貪涼飲冷咳嗽

金不換、生薑搗爛一起煮水，還可以加點生薑或紅糖。

入睡難

酸梅或烏梅煮水加糖，男人用白糖，女人用紅糖，下午赤腳徒步半小時。

咽喉痛、牙痛

醃製酸梅含在嘴裡，炎症腫痛會慢慢消去。

肺胃寒咳

金不換薑絲粥，還可加胡椒粉，金不換能祛風止咳，生薑、胡椒粉能溫中暖胃。

淋雨感冒

金不換加生薑、大棗、紅糖煮水喝。

鼻塞

金不換搗汁滴鼻，芳香開竅，提神醒腦。

小孩腦子不靈光

紅薯湯潤通腸道，金不換汁滴鼻通鼻竅，肺與大腸相表裡，上面鼻竅開，下面大腸開，精神立刻來。

夜尿多

金換薑絲粥，加強身體氣化能力，則水液代謝自然正常。

消積茶

此茶以茶為特色，加入薑、山楂、砂仁等藥材煉製而成，可養生可保健，可助消化、消除油脂、開胃健脾、和中下氣、消食除脹，乃四季時尚茶飲。再加邁開腿，可加速脂肪消解燃燒。

咳嗽

老陳茶加生薑泡水喝，老陳茶能降氣，生薑能溫肺化痰。

熱痢拉肚子

綠茶末，一次1至2克。

心肌無力、心律不齊

老茶樹根50至100克跟糯米酒一起煮。

十年經痛

生薑、大棗、紅糖煮水，藥量要大，湯要濃，連湯帶渣嚼服。

消肌瘤

生薑、大棗、山楂、麥芽、紅糖煮水喝。

嘔吐

生薑一味，或加紫蘇、金不換，榨汁服；也可以用生薑、半夏湯。諸嘔吐，穀不得下，小半夏湯主之。

腿腫難行

四逆散加黃芪、益母草、川芎、蒼朮、丹參、澤瀉，再加一大塊生薑。

水腫三藥：黃芪、益母草、川芎。

排脾水三藥：蒼朮、丹參、澤瀉。

夜尿頻急

生薑、黨參、黃芪、紅糖煮水。

暑熱中暑

生薑、薄荷，茶葉，泡水喝。

半夏毒

生薑直接嚼服，或者煮濃薑湯亦可。

失眠

夏枯草30克、半夏50克，生薑數片。

久坐不動，嘴唇烏暗失眠者，為氣滯血瘀，用四逆散加香附、元胡或者元胡止痛片。

涼藥傷胃，口流清水

生薑一味煮水喝。

肺氣腫、夜咳痰多

若要痰飲退，宜用薑辛味。乾薑、細辛、五味子加四君子，再用薑棗加進去，用生薑乾薑並用，兩個聯手溫脾溫肺，乾薑偏於溫暖脾胃，生薑可以溫肺。

遠行徒步有力方

黃芪30克、生薑15克、茯苓10克、枸杞子20克、大棗10枚，煮的時候還可以調點紅糖。

青囊丸

風寒頭痛，青囊丸用清茶來送服。痰濁湧動，青囊丸用薑汁送服。經痛的、鬱悶的、跌打傷，青囊丸用水酒各半送服。所以天燥熱的用茶，體質偏寒的用生薑，然後血脈不通的用酒。

偏頭痛

柴胡疏肝散加香附、川芎、陳皮。川芎乃血中氣藥，香附乃氣中血藥。

富人胃痛

四散合良附丸，配合運動幹活。胃寒的高良薑可用20至30克，生氣厲害的，香附用到20至30克，也可以加酒，就能行血氣，助藥力，引藥入肝。

經痛、手涼

艾附暖宮丸，遠離三冷遠，一冷就是涼冷的水果，飲料跟那個冷水，二冷就是空調，三冷就是冷言冷語。

胸肋部脹滿

用越鞠丸，解諸鬱，可解氣血痰火溼食所導致的鬱悶諸病。

風火暴眼

香附、川芎、蒲公英熬濃湯喝。

腎虛耳鳴

香附、川芎加菖蒲煮水喝。

吵架口苦

香附、川芎加點龍膽草煮水喝。

熬夜吃夜宵口苦

龍膽瀉肝丸。

鬱悶梅核氣

氣得咽喉鼓脹，吞東西吞不下，用香附、川芎、桔梗，桔梗能夠開胸，開胸就是開咽喉。

急性腰痛

土鱉蟲焙乾，用溫酒送服。

氣痛

氣到胸肋痛，用柴胡、香附、川芎。

氣到背痛，用薑黃、香附、川芎。

氣到胃痛，寒的用高良薑、香附、川芎；熱的用黃連、香附、川粤。

氣到肚子痛，用小茴香、香附、川芎。

生氣後腰痛者，用杜仲、香附、川芎。

氣到膝蓋痛，用川牛膝、威靈仙、香附、川芎。

肝炎

用茵陳、田基黃、蒲公英、五味子、香附、木香、鬱金。

經痛小腹脹

用四逆散加生薑、大棗、益母草、川牛膝、香附。

胸部氣悶

黨參30克、香附30克、玫瑰花20克，泡水代茶飲。

食積肚脹

香附15克、陳皮10克，泡水代茶飲。人會悶不外乎就是「肝膽情緒動了」，還有「脾胃不消化」，陳皮能夠健脾胃氣，而香附能疏肝膽氣。

撞傷、胸悶堵

香附、三七、丹參研粉，溫酒沖服。血淤是果，氣滯才是因，氣機通達了，局部就不會有瘀血，交通暢通了，局部就不容易塞車。

膝關節痠軟無力

四逆散加香附、杜仲、枸杞子、巴戟天、川牛膝、狗脊、黃芪。

夢魘、手腳無力

桂枝湯加紅參。紅參甘甜益力生肌肉，桂枝辛香定痛祛寒溼。桂枝打先鋒路，紅參補到裡面去。

氣鬱眼目脹痛乾澀

四逆散加生麥芽、陳皮。

壓氣飯

四逆散、丹參、三七、陳皮、麥芽。丹參、三七活血行氣最好對藥。陳皮、麥芽疏肝健脾最好對藥。

痰濁蒙蔽（貪心病）

用溫膽湯、陳皮、半夏、茯苓、甘草、枳實、竹茹。如果嘴唇烏暗的加丹參、三七，治痰先治血，血活痰自滅，這叫活血溫膽湯。

胸痹、氣短

用橘皮、枳實、生薑三味藥。枳實堪稱破

胸錘，把痰氣往下破，陳皮能洗滌心腦血管的油膩，生薑能夠降膩，能夠緩心臟。

乳腺增生

重用陳皮50至80克，重用陳皮可以疏肝理氣，輕用陳皮可以健脾和胃。再加王不留行、絲瓜絡、夏枯草各30克，隨症加減，治療各類乳腺增生，效果超級好。

愛發脾氣

用陳皮萊菔纓茶。

熬夜失眠腰痠沒胃口

用蒼朮、陳皮、砂仁煮水，送服六味地黃丸，蒼朮能振脾，而陳皮能醒脾，砂仁能健脾。

感冒後流鼻涕

四逆散合二陳湯加山楂、神曲、麥芽。

生氣後咳喘痰多

柴胡、白芍配合六君子再加薑辛味，乾薑、細辛、五味子。六君子裡頭有陳皮，柴胡、白芍解其鬱，六君子治其本；薑辛味溫化肺中的停痰留飲治其標，標本並治，其效必快啊！

三叉神經痛、偏頭痛

選奇湯（羌活、防風、黃芩、甘草）再加陳皮。

牙鼓包

大黃、甘草、薄荷、陳皮各10克。牙包為陽明胃火上攻，大黃、甘草去陽明胃火，包就是一團肝鬱氣滯之象，陳皮、薄荷可行氣解鬱。

眼珠痛

夏枯草、陳皮。

生氣耳鳴

柴胡、香附、川芎、陳皮打粉，熱水沖服。

生氣拉肚子

白朮、白芍、防風、陳皮。

氣鬱關節痛

四逆散加陳皮、麥芽、胸三藥（枳殼、桔梗、木香）。

風寒感冒

陳皮、紫蘇葉、香附、甘草，怕冷加生薑，治療外感風寒，裡面氣滯。

鼻塞

辛夷花15克、陳皮1克，加薑絲，煮水喝。

生氣耳鳴

香附、柴胡、川芎、陳皮打成粉，水沖服。

目珠痛

夏枯草、陳皮。

口臭

陳皮、紫蘇葉、藿香泡茶飲，舌苔白膩加佩蘭。

牙齒酸軟

骨碎補加陳皮。

磨牙

陳皮煮水濃煎飲。

慢性咽喉炎

陳皮、桔梗、甘草泡水代茶飲，還可加點蜂蜜，滋陰潤燥。

咳嗽

白天多屬熱咳，陳皮加綠茶。晚上多屬寒咳，陳皮加生薑，也可再加點紅糖。

消化不良

陳皮加雞屎藤，肚子冷的加生薑，肚子熱的加綠茶。

嘔吐

吃冷的東西嘔吐，用陳皮、生薑。吃熱的東西嘔吐，用陳皮、竹茹、砂仁、蘇梗。

懷孕嘔吐尿黃，用陳皮、蘆根。

懷孕嘔吐尿清，用陳皮、蘇梗。

乳腺炎乳腺增生

陳皮30克、生甘草5克、橘葉5克。

解酒

小柴胡顆粒配陳皮。

便祕

麻子仁丸配陳皮、黃芪、黨參，再兑點蜂蜜。

痰溼血壓高

陳皮、玉米鬚煮水喝。

腳腫

冬瓜、陳皮、赤小豆、生薑湯。

凍瘡

陳皮打粉敷。

容易長瘡

一味香附散沖水服。

瘡

腸內瘡毒，四逆散加紅藤敗醬草。

肺內瘡毒，四逆散加白芥子、萊菔子、紫蘇、魚腥草。

皮膚外面長瘡毒，四逆散加陳皮。

脂肪瘤，四逆散加皂角刺、穿破石。

小孩體弱不愛吃飯

地斬頭熬粥喝。

急性胃痛

地斬頭、黃荊子煮水喝。

老人哮喘

地斬頭加陳皮熬粥喝。

老人腳腫、腿腳無力

黃芪、地斬頭、陳皮、赤小豆熬湯喝。

中暑肚子痛

地斬頭搗爛燉煮，喝湯，藥渣敷肚臍。

咽炎

地斬頭、白花蛇舌草煮水喝。

百日咳

地斬頭陳皮粥。

跌打損傷

地斬頭搗爛加酒燉敷，可以用手拍打患處周圍。

尿道炎

絡網藤、地斬頭。

護胃團隊

地斬頭、生薑、陳皮。

貓狗咬傷

地斬頭搗爛敷。

牙痛

地斬頭搗爛調蜂蜜喝。

也可用地斬頭煮鴨蛋，喝湯吃蛋。

腎炎水腫

地斬頭加薏苡仁、赤小豆各30克，煮水喝。

肝硬化腹水

地斬頭、白花蛇舌草、半枝蓮、生薑，煮水喝。

小孩食積

一味雞屎藤研末，水沖服。

關節痛、疝氣

雞屎藤加紫蘇葉。

老年人腿腳不利索

雞屎藤、花椒煮水泡腳。

拉肚子不乾淨

一味雞屎藤煮水。

中暑

雞屎藤根煮水。

無名腫毒

雞屎藤搗爛敷。

大病後胃口不好、腫脹

雞屎藤、黃芪煮水喝。

睡不著

雞屎藤煮水喝。胃不和則臥不安，雞屎藤化飲食積滯，胃腸積滯一去，自然心神安和，睡眠香甜。

胃痛

雞屎藤50至100克煮水喝。

胸悶

雞屎藤50至100克煮水喝。

飲食過度

雞屎藤50至100克煮水喝。

咳嗽

雞屎藤根50至100克煮水喝。

風溼關節痛

雞屎藤泡酒喝。

慢性闌尾炎

雞屎藤、紅藤、敗醬草煮水喝。

背瘡

雞屎藤搗爛一部分外敷，一部分水酒各半煎服。

農藥中毒

雞屎藤150克、綠豆50克，水煎服。

脂肪瘤包塊

雞屎藤打粉，水沖服。再配合管住嘴，邁開腿。

心臟悶堵

雞屎藤、葛根、丹參、川芎煮水喝。

胃寒痛、胃下垂

蔞葉煮粥，後蔞葉炒飯。

經痛肚子涼冷
蔓葉、小茴香打粉，加薑絲煮粥。
局部痛癢
蔓葉、苦刺煮水喝，藥渣再煎外洗。
白帶偏多
蔓葉30克煮水，兑紅糖。
尿道炎
急性尿道炎用蔓葉、海金沙。
慢性尿道炎用蔓葉、黃芪、海金沙、車前子。
腳跟痠痛
蔓葉、炒杜仲。
無名腫毒
蔓葉搗爛敷。
肝病初起
蔓葉、木香、鬱金、蒲公英、大小薊、金銀花、白花蛇舌草、半枝蓮。
自製百草油
蔓葉搗爛，加酒外擦，可以防治蚊蟲叮咬，蜜蜂蜈蚣蜇咬傷。
肚子冷脹
蔓葉搗爛加酒燉熱貼肚臍。
寒咳冷咳
蔓葉肉桂生薑粥。
腳氣水腫
蔓葉根煮水。
胃腸撐脹
葫蘆茶濃煎，小口飲。
長斑
一味葫蘆茶泡水喝。
小兒疳積
葫蘆茶煮水兑糖喝。

肺熱咳嗽

葫蘆茶根煮水喝。

遠行口渴

葫蘆茶含在嘴裡。

咽喉痛

葫蘆茶煎飲，可以調點蜂蜜，少商穴放血亦有效。

腰痛

葫蘆茶30克、赤小豆30克、炒杜仲30克。

腳腫脹

腳底發熱，葫蘆茶濃煎飲。

痱子紅疹

葫蘆茶濃煎飲。

拉肚子

葫蘆茶、鳳尾草。葫蘆茶澀能收藏，鳳尾草能清利溼熱。

無名腫毒

葫蘆茶、楨板歸、仙人掌榨汁，外擦。

黃疸

葫蘆茶煮水喝。

小孩面黃肌瘦

葫蘆茶、山楂、黃芪煮水喝。

黃斑

葫蘆茶、紅花煮水喝。

腰痛

牛大力、五指毛桃煲湯喝。

重症肌無力

黃芪、五指毛桃各50克、牛大力30克、枸杞子20克、巴戟天15克、陳皮5克。

小兒尿床、老人尿失禁

五指毛桃、黃芪、枸杞子、牛大力、金櫻子。

抽筋

牛大力30克、淫羊藿30克、小伸筋草15克。

體虛白帶

牛大力、黃芪、五指毛桃。

流口水

牛大力、益智仁各15克煮水。

腰肌勞損

五指毛桃、杜仲、黃芪、枸杞子。

慢性肝炎

參苓白朮散、牛大力。

體虛易感冒

玉屏風散加牛大力、生薑。

傷口難癒

牛大力、五指毛桃、板栗。

小貧血湯

牛大力30克、枸杞子20克、紅糖、紅衣花生、紅棗，色紅能夠補血，升高血細胞。

關節腫痛

牛大力、五指毛桃、黨參、枸杞、大棗，通補氣血、壯腰腎，通筋骨。

頑痰

年大力、黃黃、陳皮。

精采語錄

1．脾主欲，消化好，食慾就強，沒有食慾，說明脾不肯動了。

2．麥芽茶和黃荊子茶都可以消食化積，一個偏向於疏通肝氣解鬱，一個偏向於清心除煩解暑，還能理氣止痛。

3．這裡痛那裡痛屬於什麼？屬於風，風者善行而數變。

4．現代兩個問題最常見，一個是吃撐了，一個是鬱悶，黃荊子茶能消融宿食，又能寬胸解鬱，等同於四逆散和保和丸的完美結合。

5．胸肺的痰來自於哪裡？來自於脾胃，脾胃有食積，胸肺的痰就咳不乾淨。

6．治咳不治咳，治他咳嗽的根源，治他的老闆，是痰在作怪，擒賊擒王，射人要射馬。

7．黃荊子降中有升，形成一個太極，降濁的同時，又能升清陽、通鼻竅。

8．腸胃乾淨百病祛，腸胃垢積百病生，馬齒莧就是一味腸道的「清道夫」，能把腸胃的黏痰濁垢掃下來。

9．治病有時要有打持久戰的思維，有時看似很長其實很短，因為它澈底好了。

10．治瘡同時要兼顧脾胃，脾胃是瘡的糧草，用馬齒莧洗滌胃腸積滯，搗毀瘡包的糧倉，自然瘡消火退。

11．兵馬未動，糧草先行；糧草一斷，萬眾立散。

12．腸胃乾淨，病毒就很難親近，家裡乾淨，蚊蟲就很少光臨。

13．肺主皮毛，肺開竅於脾，毛孔通則鼻孔通，一通百通。

14．開鬼門，潔淨府，百病消除。鬼門就是汗孔，把汗孔打開來，把小便放開來，一半的病就好了。

15．水管摀緊，水就會射得遠，人的血管扭曲堵塞，血壓自然會升高。

16．踢腿鍛鍊，同時疏通到三陰三陽經，氣通血活，汗水一出，心胸自然打開，笑臉自然來。

17．疏肝則人少生氣，通腸則心胸寬暢。

18．消耗肝部最厲害的就是發怒跟喝酒，怒傷肝，酒伐木。

19．我們不治病，要治壞習氣，壞習氣撤掉，再用藥去調，身體就好得快。

20．如果控制不了壞習氣，就會早富早得病，這叫財多身弱，因為欲望是蠶食身體精血的最大元凶。

21．複方甘草片能止咳，以其甘能緩急也。

22．學問之道不在於多，而在於精，用兵之道不在於泛，而在於良。

23．簡單的動作重複的練就是功夫，重複的動作你開心的練就是境界。

24．人生要找到一件對國家有意義，自己又喜歡，能夠為之廢寢忘食去幹的事，你出來就是人中龍鳳。

25．知識太多了好難學，你要抓住一個點去突破，就像學藥，你就先專門抓一味藥來學習，把它研究透，再去旁通其他的藥，你就能成為這味藥的專家。

26．諸花皆升，唯旋覆花獨降。諸子皆降，唯蒼耳子獨升。

27．每個醫諺跟藥諺，就是醫藥文化世界裡頭的瑰寶，比如「王不留行路路通，婦人服了乳長流」、「冬吃蘿蔔夏吃薑，不勞醫生開處方，早吃薑，勝參湯」……你把它讀熟了，裡面有大智慧。

28．運動量小，肺活量太小，肺開竅於鼻，所以中醫治鼻不治鼻，治肺，黃芪、黨參能提高肺活量。

29．凡是邪氣遇寒則凝，得溫則行，大凡邪氣傷人，它碰到寒涼的東西它就凝固了不肯走，它碰到溫暖的東西就很通暢。

30．中醫厲害之處在於哪裡？在於預防。一分錢的預防比一百塊的治療還厲害。

31．小病不治大病之母，小洞不補大病一尺五。消防的最高境界就是讓火不發生，不著火。善治小病、表病、病初起的人真的是高手。

32．呼吸精氣，獨立守神，肌肉若一。人體孔竅不通，則百病生焉。

33．汗出一身輕，腸通一身勁。你的汗一出來，渾身是輕鬆的，你的腸胃一通，手腳都是力量。

34．工業有三大汙染，廢氣廢水跟廢渣。人體也有三大汙染，廢氣廢水跟廢渣。

35．風藥能夠讓人衝動，讓人興奮，讓人富有活力，讓人積極。

36．傲慢的人要給他瀉火，懶惰的人要給他升陽。所以你用藥用得好，你可以藥品出人生來。

37．當你百病在五臟上轉來轉去，轉不通，就跑到陰陽跟一氣上面來，五臟生剋皆是虛位，唯陰陽二氣流通，乃為真機，就陰陽二氣流通，那個才是中醫的大祕密。

38．毀掉人生的三種氣：小氣、傲氣、怒氣，四逆散專治這三種氣。

39．你從頭到腳的病，就是外感風寒、內傷飲食、情志失調、筋疲力盡。

40．蓮花有種無人種，心火無煙日日燒。

41．動怒耗人能量很快，熬夜最能讓人筋疲力盡。

42．人家看到的是你的眼病耳病嘴病腸胃病……我看到的是你的風寒病、飲食病跟情緒病，還有熬夜病。

43．魚生痰肉生火，青菜豆腐保平安。

44．紫蘇上可以解表、中可以解鬱、下可以解毒。

45．現代四大養生誤區：第一容易發脾氣；第二胡吃海塞；第三熬夜損精神；第四吹風扇空調凍到，又不愛運動，體寒。

46．芳香藥三大神奇作用：第一芳香能開竅；第二芳香能除溼；第三芳香令人積極衝動，有力量，可以化解疲勞。

47．現在最大的一個問題，也就是未來要解決的環保，一個地方只要有霧霾，這個地方的人肺就不好；一個地方河流受到汙染，這個地方血液病就多；一個地方周圍空氣不好的，這個地方皮膚病就很難好；一個地方如果是個不夜城，燈火通明的，這個地方的人肝臟就不好，肝臟得不到休息。

48．一法之中，八法存焉；八法之中，百法存焉。

49．身體強壯很簡單，第一要排毒，第二要補能量，排毒就是降濁，補能量就是升陽。

50．肺氣肅降，則諸經之氣莫不服從而順行。

51．粥油滋陰之功勝熟地。

52．道家服食之祕在於千口一杯，細嚼慢嚥。暴雨不溼地底，細雨潤地三尺。

53．飽食一頓，損三日壽命。肥多爛根，食多傷身。

54．熱咳三焦火，夜咳肺有寒。

55．現在病不外乎就心情不好、精神不好、胃口不好。金不換解決沒心情的問題，大棗解決沒精神的問題，生薑解決沒胃口的問題，因為金不換芳香可解鬱，大棗甘甜能倍力氣，生薑辛辣能開胃健脾。

56．中醫要有至簡思維，人只要吃好、睡好、拉好、心情好，還有什麼病？

57．提高呼吸的排量，就提高了生命質量；吞吐量足，馬力才足。

58．氣少則病，氣盡則亡，不可不思，不可不慎。

59．鼻竅開則百竅開，鼻竅閉則百脈閉。

60．早起三朝頂個冬，早起一年多個冬。

61．健康五綠生活：吃綠色的蔬菜、瓜果；在綠色的原野裡生活，住在這種地方；赤腳在綠色的草地上走路；然後用這綠色的草藥來療傷；最後擁有一個環保綠色的心態。

62．辛香定痛袪寒溼，苦寒清火消炎熱，甘甜益力生肌肉，酸澀收斂滌汙膿。

63．你只要做到不跟人頂撞，不閉門留寇，這樣的人學中醫很快。

64．芳香開竅，人竅閉了，就會痛，竅開了就不痛。

65．周身之氣通而不滯，周身之血活而不留瘀，氣通血活，何患疾病不癒？

66．芳香衝動，芳香行氣，芳香化溼，芳香能除臭，芳香可以解鬱，芳香可以發汗，芳香可以止痛，芳香可以化解瘤結，芳香可以開胃，芳香可以醒脾，芳香可以止咳。

67．身藏檳板歸，嚇得蛇倒退。

68．神農氏去採藥，一日遇七十二毒，得茶而解之。

68．茶能夠通利二便，又可以清利頭目。

70．遠行口渴，茶芯主之，口嚼即解。

71．茶一碗喉吻潤，二碗破孤悶。三碗搜枯腸，唯有文字五千卷。四碗發輕汗，平生不平事，盡向毛孔散。五碗肌骨清，六碗通仙靈。七碗吃不得也，唯覺兩腋習習清風生。

72．茶的造字是上面草，下面木，中間人，人常在草木間，懂得這個，就是真的會喝茶。

73．汗出一身輕，腸通一身勁。

74．茶葉乃寒涼之品，久虛體弱之人不可常服。

75．《黃帝內經》講生病的三句話：百病皆生於氣，生病起於過用，德全不危。

76．我慢高山，法水不入。茶杯永遠在茶壺底下，你想獲得智慧水，就必須謙虛低下。

77．要有歸零的心態，永遠處於創業階段，你就已經成功了。

78．福要老來享，千萬別少年享，少不可順，中不可閒，老才會順。

79．怕苦苦一輩子，不怕苦苦一時，苦後就回甘了。

80．茶是涼消，砂仁是溫消，兩者相配，中正平和。

81．茶道文化背後就是中醫藥文化，就是中國文化。

82．茶可提神，也可以安神，它雙向的，過量就可提神，小量就安神。

83．早起三光，你先要把屋子、庭院、廚房掃光，叫三光。晚起就三荒，你晚起的都荒掉了。

84．薑通邊疆的疆，就是說生薑能夠將我們邊疆皮表變得牢固牢靠。

85．寒主痛，寒凝血淤，生薑、蔥白溫通之。

86．肺為水之上源，宣肺可以利水。

87．排尿要暢快有兩大因素。第一，尿管要通暢，不要堵塞。第二，膀胱、腎要有力量。

88．半夏一兩降逆，二兩安神。

89．陽不入陰則睡不著，陽易出陰則容易醒。

90．綠茶能夠苦降濁氣，能夠清洗一切髒毒，而生薑它可以發散，可以升一切清氣。
91．頑固的痰要治心臟，肉桂生薑一配，能暖心臟的陽氣。
92．掌握一味藥受用一時，掌握背後的思維受益一輩子。
93．男人愛發火，女人愛生小氣，發大火屬熱，生小氣屬寒。所以男用黃鶴丹（香附、黃連），女用青囊丸（香附、烏藥）。
94．小康很多不健康，生活上小康了，身體上不康了。
95．有錢了要懂得過貧窮的日子，富貴了要多做體力活苦活，這樣陰陽平衡，身體就會強壯。
96．看別人不順，是自己修行不夠，氣不順就得百病，氣順則百病消。
97．百病皆生於氣，氣血衝和，百病不生，一有怫鬱，諸病生焉。人一旦有拂逆頂撞較量，各類病就起來了。
98．不氣不氣真不氣，切莫中了他人計，氣出病來無人替。
99．木克土，胃發堵。情緒一動搖，波濤洶湧，那個脾胃就翻江倒海。
100．酒色財氣四堵牆，人人都在裡邊藏，若人能夠跳出去，不是神仙也壽長。
101．精采的永遠屬於今天，輝煌永遠都在明天。

102・陳皮為行氣藥第一品，乃天下第一和藥。

103・人鼻塞了肺活量就變小，肺活量小人就會變得小氣沒有魄力，因為肺主氣、藏魄，氣小了，魄力就不夠。

104・容易生氣鬱悶上火的人，是因為你氣脈不通暢，氣脈通暢了，氣度自然變大。就單車道擁擠堵車，大家都很急躁煩，但改為三車道，交通一通暢，大家便舒服開心，鬱悶全消了。

105・舌苔厚膩，說明腸胃有堵塞，因為舌苔是腸胃是否乾淨的一面鏡子。

106・磨牙有幾種原因：一是壓力緊張；二是飲食過度，腸胃有積；三是記恨心重。

107・生甘草偏於解毒，炙甘草偏於溫補。

108・無積不生熱，沒有炸藥，你有導火線也引不爆。

109・陳皮用五到十克，疏理脾胃氣，用二三十克，則疏肝膽氣。

110・治病就三開：開他汗孔，讓他少感冒；開他心情，讓他少鬱悶；開他胃口，讓他消化好。

111・久坐不動也會得高血壓，所以人要少坐，多走動，就會可以有效地防治高血壓。

112・故書不厭百回讀，熟讀深思子自知。複習後會有很多新想法新思維跟新的見解見地。

113．貼地而生的藥草大多有利水的功效。
114．有藤能夠往外伸展，能通經絡，藤類藥像人體的經絡，無處不通，無處不達。
115．治風先治血，血行風自滅。所以治風先用藤，藤通風自去啊！
116．藤類藥有袪風、除溼、活血、止痛的效果。
117．老年人臉上長斑，是濁垢積多了，積去斑自消。
118．治療口臭、腳臭有兩個，一個用芳香藥，一個用很臭的藥。
119．雞屎藤煎湯來洗腰膝，可以治風寒溼痹痛，腰膝轉動無力。
120．鍋底久不刮，火再大，飯菜也煮不香；人的腸道垢積多了，吃再好的營養也不能消化。所以要刮鍋底，除鏽垢，清除腸道垢積，胃口自然來，身體自然壯。
121．胃不和則臥不安，一個人晚上吃太多睡不著的，只需要晚上少吃、吃清淡，睡眠自然能恢復正常。
122．悶字是心關在門裡，身體的經脈血管不通暢，就會讓心悶住，不開心，只需要疏通經絡血脈，搖動筋骨，舒展四肢，自然能氣血通活，心胸開朗。
123．雞屎藤外可袪風寒溼，內克化食積，堪稱小孩子健康的保護傘。
124．心與小腸相表裡，胃腸道堵塞，心就會不舒服。
125．蔞葉治療一切消化系統涼冷。

126．諸溼腫滿，皆屬於脾，各種溼腫滿，都是脾胃不愛動了。

127．中老年人腳跟痠痛，大都是溼氣下注。

128．見肝之病，知肝傳脾，當先實脾。

129．蔞葉根能壯腰腳，葉可以散風寒，莖可以疏通腸胃經絡。

130．紫蘇葉發散風寒，梗寬中下氣，子能下氣化痰。

131．高血壓用桑枝，眼睛紅腫用桑葉，更年期骨蒸潮熱用桑根白皮，腎虛腰腳馥軟用桑椹。

132．每日一學草藥，日不缺講，日不乏寫。每天都不缺乏講課，每天都不缺乏創造，即使你很蹩腳，最後你也會變得很強悍。

133．一味藥通上徹下，就可以靈活運用於各種疾病之中。

134．蔞葉五大功效：祛風除溼、祛寒止痛、祛毒消腫、祛痰鎮咳、祛溼利尿。

135．葫蘆茶乃極品源茶，各類飲食飽脹，暑天上火的涼茶妙品。

136．葫蘆茶既可以消積殺蟲，還可以解毒祛風，對於裡有食積，外有風寒，百脈閉住的特效。

137．一味葫蘆茶，放在醃製品內，可以增強保鮮作用。

138．便祕排泄功能失調，便毒入血，輸送到頭面來就會長斑。

139．做人齊家治國修身做學問，全部在這個葫蘆裡頭。
140．葫蘆肚大能容，能化解世間一切不平，可以消除天下一切煩惱。
141．葫蘆口小慎言，一個人有肚量過後又能夠謹慎他的語言，嘴巴守得很好。
142．守口如瓶，防意如城，這是修行的八字。
143．人得絕症想要扭轉命運，首先要做到這兩點：第一善言不離口，第二亂想莫經心。
144．懸壺濟世，葫蘆它直接拿這個來去懸壺濟世，代表幫人的胸懷。
145．農民他有最大的精神就是什麼？精耕細作。
146．工人唯一的品質叫精雕細琢工匠精神，我們中國就缺工匠精神，對那個境界造詣產品不斷精益求精。
147．商人的本質是精打細算。
148．讀書人的志向是精忠報國。
149．古人讀書志在聖賢，今人讀書志在金錢；古人讀書志在明理，今人讀書志在名利。
150．葫蘆你一搖它藥就出來，說明你做人做事要注重善巧方便。
151．葫蘆代表福祿，福祿壽盡在葫蘆中。

152・葫蘆茶號稱龍舌茶，能把舌苔給洗刷乾淨。

153・腸道垢積不融化掉，它就擋住你營養吸收的通道，讓你消化不良，沒胃口。

154・水虧則火旺，陽虛則陰寒。一個人會怕冷，肯定裡面是陽虛少，一個人會上火，肯定是裡面陰水不足。

155・地骨皮就是枸杞子樹的根皮，專門滋陰降火，退骨蒸勞熱。

156・黃荊子解暑第一，白花蛇舌草退高熱第一，葫蘆茶化積第一。

157・人跟做事，要志往高處發，要有大局跟眼光，高大的境界。

158・普及草藥的願景是什麼？要在世界每一個角落都能看到我們中醫藥在那裡發光發亮！

159・要想提高效率，要大家有共同的目標願景，孩子們包括我們大人，力往一處使，處於拼命精進狀態。

160・不明理的節儉叫貪婪。

161・黃乃脾之色，小孩子膚色較黃，反映肚子有積，消化不良。

162・治黃要活血，血活黃自滅。

163・人體的衛氣發源於下焦，補充於中焦，開宣於上焦。發源於下焦，你那腰馬有力過，脾胃有力量很大，脾胃大的話，你的衛表就很厲害。

164・萬物生長靠供養，沒有供養不生長。

165・有刺能去風，治癢必帶刺。

166・慢性病就要健脾腎，用參苓白朮散加牛大力，脾腎並補。

167・土地板結了就要鬆土，莊稼才能吸收肥料；人的身體板結了，就要拍打拉筋，這樣營養藥物能夠為身體所用。

後記

一位患蕁麻疹的患者來找我們看病。

我們建議他用刺莧和檟板歸煮水來擦身子。

後來他跟我們說，這方法真是太好了，一擦就好，只是這藥太難找了。

我們說，不難找啊，我們開心農場裡到處都是。

他說，怎麼不難找，我回去後，找了幾個村莊田野都沒找到，最後沒辦法，找老藥工才幫忙找到一點。我們說，這些藥不是到處都是嗎？

他說，以前是，現在不是了，你們農場沒打農藥，很多草藥還很齊全，但是大部分地方，要麼是荒地雜草叢生，長不出草藥來，要麼打除草劑，什麼藥都沒有。

我們望著遠處的田地，有一大片是荒蕪的，確實沒有什麼草藥，而且有耕種的地方，農夫們都噴了除草劑，除了莊稼，什麼都沒有，而那一座座的山，都被種上了桉樹，很多泉水都枯掉了……。

舉目茫茫，雜草荒蕪，兒時的記憶湧上心頭，那是一個充滿了青草味的年代。

我們現在講的草藥，那時隨處可見，只要身體不舒服了，就會到田野山邊去隨便拔一些草藥，回來煲水喝。

那些草藥的味道，伴隨著自己的童年，只知道生病了，就去拔些草藥回來，就可以好。

而現在這種天然綠色的療法，已漸漸地成為回憶了。

但農村裡廣袤的土地，卻蘊藏著無限的生機與希望。

因此，我們不只要保護草藥，更要保護環境，只有好的環境，才適合草藥的生存。

我們要有綠色的草藥療法，首先要有綠色環保的心態。

有學生問，你種的菜有很多蟲子，而且長了很多草，為什麼不打農藥？

我說，蟲子吃剩的給我們吃。

事實上，我們這些蔬菜我們自己也吃不完，而且這種無公害蔬菜，吃起來味道與市場上買的有天壤之別。

伴隨著百草百藥長出來的蔬菜，雖然有蟲子，但卻茁壯成長，雖然有草跟它搶肥料，但卻擁有強大的生命力。

這種帶有百草香的蔬菜你吃過嗎？相信這味道只留在童年的記憶中了。

這種蔬菜的產量低嗎？其實一點都不低，我們種的蔬菜，常常多到送人都送不完。

生活在農藥除草劑世界的人們，永遠不知道純自然農耕的神奇與偉大！

讓我們人與大自然，莊稼與雜草，山林與草藥，共生共榮，這樣美麗和諧的世界，難道大家不想擁有嗎？

一個人的健康不是真健康，整個世界環境的健康才是真健康。

每日一學青草藥 ❶

出　　版／楓書坊文化出版社
地　　址／新北市板橋區信義路163巷3號10樓
郵政劃撥／19907596 楓書坊文化出版社
網　　址／www.maplebook.com.tw
電　　話／02-2957-6096
傳　　真／02-2957-6435
作　　者／曾培傑
企畫編輯／陳依萱
校　　對／周季瑩
港澳經銷／泛華發行代理有限公司
定　　價／380元
初版日期／2023年10月

國家圖書館出版品預行編目資料

每日一學青草藥 / 曾培傑作. -- 初版. -- 新北市
: 楓書坊文化出版社, 2023.10-　面；　公分

ISBN 978-986-377-890-5（第1冊：平裝）

1. 青草藥 2. 中草藥 3. 藥用植物

414.34　　112010240